U0203370

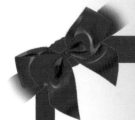

爱心帖

专家提示

患了青光眼不必过分焦虑与紧张，要坦然面对现实，要在医生的监控和指导下，有规律合理用药和坚持治疗，调整好自己的情绪和心理方面的问题，学会与青光眼共存。

同时努力做到：生活起居要有规律，早起早睡，保持睡眠充足，并进行适当的体育锻炼，持之以恒，保持身心愉快；饮食要合理安排，避免暴饮暴食，少食辛辣厚味；注意用眼卫生，不要过分疲劳；学习青光眼疾病有关基础医学知识，配合医生积极治疗，定能早日康复，重见光明。

《专家诊治青光眼》

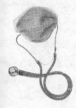

挂号费丛书 升级版

| 姓名 | | 性别 | | 年龄 | | 就诊卡号 | |

专家诊治
青光眼

| 科别 | 眼科 | 日期 | | 费别 | |

李 由 魏锐利 程金伟 主编

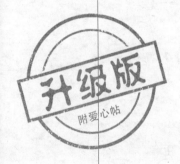

升级版
附爱心帖

上海科学技术文献出版社

图书在版编目（CIP）数据

专家诊治青光眼/李由，魏锐利，程金伟主编.
—上海：上海科学技术文献出版社，2012.4
ISBN 978-7-5439-5348-2

Ⅰ.①专… Ⅱ.①李…②魏…③程… Ⅲ.①青光眼—
诊疗 Ⅳ.① R775

中国版本图书馆 CIP 数据核字（2012）034287 号

责任编辑：胡德仁　　张军
美术编辑：徐　利

专家诊治青光眼

李　由　魏锐利　程金伟　主编

*

上海科学技术文献出版社出版发行
（上海市长乐路 746 号 邮政编码 200040）
全国新华书店经销
常熟市人民印刷厂印刷

*

开本 850×1168　1/32　印张 6.125　字数 137 000
2012 年 4 月第 1 版　2013 年 10 月第 2 次印刷
ISBN 978-7-5439-5348-2
定价：15.00 元
http://www.sstlp.com

随着人们物质文化生活水平的提高，一旦生了病，就不再满足于"看病拿药"了。病人希望了解自己的病是怎么得的？怎么诊断？怎么治疗？怎么预防？当然这也和疾病谱的变化有关。过去，患了大叶性肺炎，打几针青霉素，病就好了。患了夜盲症，吃些鱼肝油丸，也就没事了。至于怎么诊断、治疗，怎么预防，人们并不十分关心。因为病好了，没事了，事过境迁，还管它干嘛呢？可是现代的病不同了，许多的病需要长期治疗，有的甚至需要终生治疗。许多病不只需要打针服药，还需饮食治疗、心理调适。这样，人们自然就需要了解这些疾病的相关知识了。

到哪里去了解？当然应该问医生。可是医生太忙，有时一个上午要看四五十位病人，每看一位病人也就那么五六分钟，哪有时间去和病人充分交谈。病人有困惑而不解，自然对医疗服务不满意，甚至对医嘱的顺从性就差，事实上便影响了疗效。

病人及其家属有了解疾病如何防治的需求，而门诊的医生爱莫能助。这个矛盾如何解决？于是提倡普及医学科学知识，报刊、杂志、广播、电视都常有些介绍，对一般群众增加些防病、治病的知识，当然甚好，但对于患了某病的病人或病人的家属而言，就显得不够了，因为他们有很多很多的问题要问。把与某一疾病相关的知识汇集成册，是一个好主意，病人或家属一册在手，犹如请来了一位家庭医生，随时可以请教。

上海科学技术文献出版社有鉴于此，新出一套"挂号费丛书"。每册之售价约为市级医院普通门诊之挂号费，故以名之。"挂号费丛书"尽选常见病、多发病，聘请相关专家编写该病的来龙去脉、诊断、治疗、护理、预防……凡病人或家属可能之疑问，悉数详尽解述。每册10余万字，包括数百条目，或以问诊方式，一问一答，十分明确；或分章节段落，一事一叙一目了然。而且作者皆是各科专家，病人或家属所需了解之事他们自然十分清楚，所以选题撰稿，必定切合需要。而出版社方面则亦在字体、版式上努力，使之更能适应各阶层、各年龄之读者需要。

所谓珠联璧合，从内容到形式，"挂号费丛书"确有独到之处。我相信病人或家属读了必能释疑解惑，健康的人读了也必有助于防病强身。故在丛书即将出版之时，缀数语于卷首，或谓之序，其实即是叙述我对此丛书之认识，供读者参考而已。不过相信诸位读后，必谓我之所言不谬。

复旦大学附属中山医院内科学教授

上海市科普作家协会理事长

杨秉辉

前　言

　　青光眼是一类非常严重的致盲性眼病。随着沙眼和其他感染性眼病逐渐被控制,以及我国人口平均寿命延长,青光眼已成为我国当前主要致盲眼病之一。据调查,我国目前至少有 500 万青光眼病人,其中 79 万人双目失明。青光眼这一疾病的严重性在于病人一旦发生失明,视力再也不能恢复了。如果对该病能早期诊断、早期治疗,就能防止和延缓青光眼病程的发展,绝大多数人能终身保持有用的视功能,从而避免青光眼所导致的盲目。遗憾的是,许多人对青光眼的危害知之甚少,即使患病也不积极进行治疗,延误了最佳治疗时机。

　　本书从实际出发,将临床上遇到的病人和医生所关心的问题进行了总结,并参考国内外最新资料,用通俗的语言,从青光眼的基础知识、检查、诊断和治疗,中医对青光眼的治疗,以及怎样保护眼睛的一般常识作了较系统的介绍。目的在于让青光眼病人及其家属充分了解自己的健康状况。一旦患病,应如何正确对待,如何在家自我调理,积极配合医生治疗,学会与青光眼共存。

　　本书既是青光眼病人自我保健的常备手册,也可作为青年眼科医生及基层医务工作者学习参考之用。由于作者临床经验有限,一些读者关心的热门话题可能没有写到,若有不妥之处,请读者提出宝贵意见,以便再版时更臻完善。

李　由　魏锐利　程金伟

专家诊治
青光眼

ZHUANJIA ZHENZHI QINGGUANGYAN

目录

患了青光眼需进行哪些项目诊断检查

专家诊治

ZHUANJIA ZHENZHI

青光眼

ZHENZHI QINGGUANGYAN

目录

専家诊治

ZHUANJIA ZHENZHI
青光眼

QINGGUANGYAN

目录

医生对青光眼病人会进行哪些诊断治疗

专家诊治 青光眼

ZHUANJIA ZHENZHI QINGGUANGYAN

目录

専家診治

青光眼

ZHUANJIA ZHENZHI QINGGUANGYAN

目录

专家诊治 青光眼

ZHUANJIA ZHENZHI QINGGUANGYAN

目录

专家诊治

青光眼

ZHUANJIA ZHENZHI QINGGUANGYAN

目录

专家诊治

ZHUANJIA ZHENZHI QINGGUANGYAN

青光眼

目录

挂号费丛书·升级版总书目

患了青光眼
主要有
哪些症状

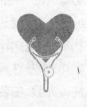

姓名 Name _____ 性别 Sex _____ 年龄 Age _____

住址 Address _____

电话 Tel _____

住院号 Hospitalization Number _____

X 线号 X-ray Number _____

CT 或 MRI 号 CT or MRI Number _____

药物过敏史 History of Drug Allergy _____

青光眼有多少种类型

合理的分类对青光眼的诊断和治疗有重大意义。青光眼不是单纯一种眼病，而是包含一系列不同病因引起的相同症状和体征的一组眼病。它的病因十分复杂，目前国际上尚无统一的分类方法。我国根据前房角形态（开角或闭角）、发病机制、发病年龄这3个主要因素，一般将青光眼分为4大类：a. 原发性青光眼，又分为闭角型与开角型两种。b. 继发性青光眼，主要是由于眼部其他疾病所引起，一般病因较明确。c. 混合型青光眼，是指同时具有2种或2种以上类型的青光眼发病。d. 先天性青光眼，主要是由于胎儿在胚胎发育期内房角结构发育异常所致，大多是患儿出生时已患病。

原发性青光眼有哪些不同类型

原发性青光眼根据发病时前房角的开放或关闭，分为闭角型青光眼与开角型青光眼两大类。各有不同的特点：

① 闭角型青光眼：这类病人情绪易波动，常可急性发作。女性多于男性，发病率约为男性的2~4倍，年龄大多在40岁以上，特别是50~70岁者最多。虽然青光眼属双侧性疾患，但常一眼先发病，双眼同时发作者较少见。这种类型的青光眼与遗传有关，病人的亲属中浅前房和窄房角的较正常人明显多见。根据发病时间的缓急，该类青光眼又分为急性闭角型青光眼和慢性闭角型青光眼两种。

② 开角型青光眼,又称慢性单纯性青光眼:这种类型的青光眼中男性略多,有一定的家族遗传史,且家族性的发病率明显高于闭角型青光眼。年龄分布在 20~60 岁,病情进展较为缓慢,而且没有明显的症状,有时不易早期发现,个别病人甚至一眼已经失明,也不知道是什么时候发生的。这种在没有症状下逐渐导致失明的眼病,具有更大的危险性,应引起病人的高度警惕。

急性闭角型青光眼是怎样产生的

急性闭角型青光眼的主要发病原因是眼球解剖结构变异,前房角的狭窄是该病的病变基础。这种具有遗传倾向的解剖变异,包括眼轴较短、角膜较小、前房浅、房角狭窄,而且晶状体较厚,位置相对靠前,使瞳孔缘与晶状体前表面接触紧密,房水越过瞳孔时的阻力增加,后房阻力相对高于前房,推挤虹膜向前膨隆,前房更浅,房角更窄。一旦周边虹膜与小梁网发生接触,房角即告关闭,眼压急剧升高引起青光眼急性发作。这种情况常发生在远视眼的人群中,因为他们的眼轴较短、角膜较小、相对前房较浅。另外,在白内障膨胀期时,晶状体吸收水分后变厚,使晶状体虹膜隔向前房移位,前房变浅。在情绪激动、气候变化等诱因存在的条件下,这些人容易发生急性闭角型青光眼。

中度散大的瞳孔为何会引起青光眼发作

停留在暗处或用散瞳剂,均可使瞳孔散大。瞳孔散大时虹膜周边部阻塞了狭窄的房角,妨碍房水的排出,从而引起眼压升高。当瞳孔极度散大时,虹膜与晶状体的贴附又变松,可解除瞳孔阻滞,从而解除青光眼发作的因素。瞳孔中度散大时,瞳孔阻滞尚未解除,虹膜与晶状体的贴附紧密甚至完全闭锁,前房角处的虹膜被增高的后房压力推挤向前与角膜周边部接触,阻断房水流出眼外。因此,中度散大的瞳孔对于青光眼发作是最危险的。

青光眼斑对诊断治疗有意义吗

晶状体内出现灰白色点状、条状和斑块状混浊,称为青光眼斑。这种混浊是因为高眼压时晶状体前表面的局限性混浊,有的混浊点可以被吸收,没有被吸收的混浊被新的晶状体纤维覆盖。因此,根据青光眼斑在晶体内的深度,可以估计急性发作后所经过的时间。同时,因角膜水肿及高眼压缓解后,视力好转、症状减轻或消失,在眼前段也常留下一些永久性组织损伤,如虹膜扇形萎缩、角膜后壁和晶状体前囊的色素沉着以及晶状体上的青光眼斑等,这是青光眼急性发作后的后遗症,又称为青光眼急性发作后三联症。临床上,如果见到上述组织变化,可证明病人曾有过急性闭角型青光眼大发作。

眼底看见动脉搏动对诊断有哪些意义

眼压升高时多因角膜混浊而看不清眼底,如能看到眼底,可见视网膜动脉搏动。正常人眼底可见视网膜静脉搏动,这是因为动脉收缩期时,眼球内血管得以灌注。眼压升高时,血液进入眼球时阻力升高,故眼内可见动脉搏动。如果眼压升高到视网膜中央动脉的舒张压水平,或视网膜中央动脉的舒张压降到眼压水平时,就会出现此现象。如果体格检查时看见动脉搏动,需进行眼压测定。其他全身疾病,如主动脉关闭不全、大动脉瘤、全身血压降低、严重的贫血等也会出现此现象。

急性闭角型青光眼有哪些发展期

急性闭角型青光眼按其发生、发展的时间先后分为 6 期,不同病期各有其特征。

① 临床前期:闭角型青光眼是双侧性眼病,当一眼急性发作后,另一眼即使没有任何临床症状也可以诊断为急性闭角型青光眼临床前期。

② 先兆期:表现为一过性或反复多次的小发作,发作大多数出现在傍晚时分,雾视、虹视可能有同侧额部疼痛,鼻根部酸胀。上述症状历时短暂,休息后自行缓解。

③ 急性发作期:起病急,可以在一天或几小时内,房角大部或全部关闭,眼压突然升高。表现为剧烈的头痛、眼痛、畏光、流泪,视力严重减退,甚至降到数手指困难。病人可伴有恶心、呕吐等全身症状。检查时可发现有眼睑水肿、混合充血或球结膜水肿,角膜上皮水肿。前房极浅,周边前房几乎完全消失。瞳孔中等散大,常呈竖椭圆,光反射迟钝或消失,眼压可以达到 6.65 千帕以上。

④ 间歇期:指小发作后自行缓解,房角重新开放或大部开放,小梁网尚未遭受严重损害,不用药或仅用少量缩瞳

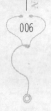

剂,眼压不再升高。

⑤ 慢性期:急性大发作或反复发作以后,房角广泛粘连,小梁的滤过功能已严重损害。

⑥ 绝对期:视神经已完全遭到高眼压的破坏,视力已无光感、且无法挽救的晚期病人。急性大发作后,大多数病人症状部分缓解进入慢性期,部分病人症状完全缓解进入间歇期,少数病人急性发作严重,眼压极高,又未能及时控制,可于数日内失明。如果在疾病的早期,如临床前期、先兆期或间歇期得到治疗,可以控制眼压,不至于引起急性大发作,从而保护眼内结构不受严重损害。早期诊断、早期治疗是十分有意义的。

出现"虹视"一定是患了青光眼吗

并非如此。虹视是指病人发病时看白炽灯泡时可见其周围有彩色环,外圈红色,内圈绿色或紫蓝色,像雨后天空出现的彩虹一样,故而得名。它是闭角型青光眼的一种特殊的自觉症状。形成原因是由于眼压升高后,房水循环发生障碍,引起角膜上皮水肿,从而改变了角膜折光所致。眼压恢复正常后,虹视就消失。但虹视并非青光眼的特有症状。晶状体核硬化、混浊或结膜部有分泌物时也可发生,只是色调不如典型的彩虹那样鲜明。此外,正常人在雾中观看小而亮的路灯时也可发现虹视,这是因为空气中水分较多,与雨后天晴所出现的彩虹相同,没有临床意义。虹视是青光眼的症状之一,但出现虹视并不一定都是青光眼。

患了头痛有必要去眼科检查吗

头痛往往是青光眼病人的首发症状，但不同于一般性的头痛可用镇静、去痛药缓解。青光眼性的头痛是由于眼压升高压迫眼球组织而产生的，并沿三叉神经放射至头部，只有在眼压下降后才可减轻或消除。青光眼头痛往往还伴有眼眶、鼻根胀痛，单眼患病的头痛还可表现为剧烈的偏头痛。一些病人常以为是高血压或是颅脑疾病先去内科就诊，耽误了治疗时机，造成严重后果甚至失明。如果出现用药后不能缓解的头痛，同时有眼红、眼痛、视力下降症状，应及时找眼科医生诊治，测定头痛时的眼压数值，对青光眼的诊断是很有帮助的。

中年女性偏头痛为何需警惕青光眼

青光眼，俗称"睁眼瞎"，是由于眼内房角突然狭窄或关闭，房水不能及时排出，引起房水涨满、眼压急剧升高造成失明的疾病，因病人瞳孔常呈青绿色而得名。其发病有地域、种族、性别和年龄等方面的差异，以亚洲地区尤其是我国多见；黄种人最多，黑种人次之，白种人最少；女性多见，男女比为 1∶3；大多发生在 40 岁以上，50~70 岁最多。这是因为青光眼属双眼性病变，双眼可同时发病，或一眼起病，继发双眼失明。发病最主要的诱发因素是长期不良精神刺激、脾气暴躁、抑郁、忧虑、惊恐，中老年女性由于生理、心理上特点，加上此时晶状体开始吸收水分变厚，前房角狭窄进一步加剧,更易发生青光眼。保持心情舒畅,避免情绪过度波动,注意用眼卫生,保护用眼,不要在强光下阅读,在暗室内停留时间不能过长,光线必须充足柔和,不要过度用眼,是预防青光眼的主要措施。有青光眼家族及危险因素者,必须定期复查,一旦有发病征象者,必须积极配合治疗,防止视功能突然丧失。妇女在闭经期、绝经期、痛经眼压可升高,应高度重视,经期如出现青光眼表现者,应及时专科就诊。生活、饮食起居规律,劳逸结合,适量体育锻炼,不要参加剧烈运动,保持睡眠质量,饮食清淡、营养丰富,禁烟酒、浓茶、咖啡,适当控制进水量。青光眼是造成失明的第二大原因。通常,40岁以上的人比较容易患青光眼,而且女性病人又较男性病人常见。一旦出现青光眼,需要积极的治疗。

恶心、呕吐是患青光眼的症状吗

青光眼急性发作时,由于剧烈的头痛和高眼压,压迫感觉神经末梢引起反射性的恶心、呕吐和全身不适,如脉搏加快、体温升高等症状,有时呕吐后眼压反而下降,出现一时性好转,但眼压仍高,虹视、头痛也还存在。只有在眼压下降时才会减轻或消除。胃肠道疾病引起的恶心、呕吐也是很常见的,但往往有腹痛或大便次数改变等症状,常有病毒感染或吃不洁食物史,一般用止呕、止痛药物后多可缓解。如果不详细询问病史忽略了眼部的检查,可被误诊为脑血管疾病或胃肠系统疾病,因而延误了青光眼的治疗。恶心、呕吐、全身不适,同时伴有眼痛、头痛的病人,应考虑青光眼发作的可能性,需进行必要的眼部检查。

哪些原因会突然 导致青光眼失明

青光眼病人在急性发作时都有明显的视力下降,有时在短时期内甚至几小时内,视力降到数指或手动困难。除了角膜水肿这一原因外,更主要的是由于眼压增高压迫视神经内的血管,造成视神经、视网膜供血障碍,甚至血流突然中断。眼压越高,视神经受压越严重,视力下降也越明显。如果1~2天内眼压降至正常范围,视力有恢复正常的可能性;反之,眼压持续升高,丧失的视力再也不能恢复正常。所以,强调青光眼的早期诊断、早期治疗对保护病人的视功能是十分有意义的。一旦确诊为青光眼,应该遵从医嘱,按时用药,定期复查。在目前的医疗水平下,早期发现的青光眼完全可以得到控制,并终身保持有用的视功能。

红眼睛会病变失明吗

一般所指的红眼睛是眼球充血,有许多疾病可以引起这种现象。一种是不影响视力的红眼病,充血的形态是越远离角膜,也就是越靠近大小眼角处,血管充血越明显,并呈网状分布,称为结膜充血。该病的特点是眼屎增多,一觉睡醒两眼难睁,眼屎变干燥,把上下眼皮的眼毛粘在一起,眼屎及眼泪蒙在眼睛上虽然也会遮挡视线,可是一经拭擦,视力即能恢复。这种情况大多数是因不讲卫生,病菌进入眼睛,在结膜上作怪,眼白充血发红。这种病称为急性结膜炎。另一类是影响视力的红眼睛,这种红眼很严重,如果拖延不治,或者随便滴些眼药水,会很快地摧毁视力,尤其是眼压急性增高——急性青光眼，即使耽搁一天，也有可能会严重影响视力的恢复。这一类红眼有3种：

① 急性虹膜睫状体炎，又称色素膜炎：是体内病菌造成虹膜和睫状体的炎症，常可同时发现有其他全身自身免疫反应性疾病，如风湿性关节炎等。眼红的位置常呈放射状围绕在角膜周围，类似于初升太阳的万丈光芒，又称为"抱轮红"和睫状充血。病人可有眼痛，但疼痛较轻，视力逐渐减退、角膜后有沉淀物、前房不浅但房水混浊，并且眼睛周围有压痛。

② 角膜炎：角膜上有一片白翳，有睫状充血。

③ 急性闭角型青光眼的充血为混合充血，即结膜充血和睫状充血同时存在：病人头部和眼部剧痛，角膜上皮水肿，前房浅，瞳孔散大呈竖椭圆形，眼压升高。这一类红眼，如果没有及时治疗将会造成失明的后果。因此，千万不能认为红眼睛是小毛病。对于影响视力的红眼睛一定要及早诊治，来不得半点拖延。

哪些病因会诱发开角型青光眼

开角型青光眼是青光眼最常见的类型。该型青光眼的特点是，眼压虽然升高，虹膜和角膜之间的夹角即房角并不狭窄，始终是开放的，病变位于小梁网和施莱姆（Schlemm）管系统，房水外流受阻于此。进一步研究发现，小梁内皮细胞变性、脱落或增生，小梁条索增厚，网眼变窄或闭塞，施莱姆管内壁高密度斑状物质沉着等病理改变，均可诱发开角型青光眼。开角型青光眼眼压的升高是由于房水排出管道逐渐堵塞所致，不是房角狭窄所致，与闭角型青光眼的病因有着根本的区别。

眼睛不红不痛为何
也会悄悄失明

眼睛不红不痛不引起注意,悄悄导致失明的眼病就是开角型青光眼。开角型青光眼是一种终身性的疾病,早期症状和损伤不易被察觉,发病隐蔽,眼睛一不红,二不痛,三不影响视力,只是眼压慢慢地增高,即使得病一二十年的病人,自己也毫无感觉。此时虽然视功能受到严重损害,可视力仍可在正常范围,甚至达到 1.5,但总的眼压水平多较正常值略为偏高。早期表现为眼压不稳定,有时可在正常范围,测量 24 小时眼压较易发现眼压高峰且昼夜波动较大。随着病情缓慢进展,眼压水平可进一步增高。高眼压将眼底的视神经乳头部压得向后凹陷,凹陷越压越大,越压越深,杯/盘比值由 0.3 慢慢扩展到 0.6 以上,甚至整个视神经乳头部几乎都是凹陷。在凹陷处的神经组织因萎缩而不能传导视冲动,视野检查会发现看不清楚的范围。随着凹陷的加大,暗点相应增大,高眼压持续二三十年,视野范围日益缩小,晚期只能看到视野正中的一小部分,即管状视野。此时视力可能开始减退,眼压再增高,仅剩的一点点正常的视神经也保不住了,全部萎缩,导致视野全部丧失,保存到最后的视力终于被青光眼所侵吞,最后的结局是双目失明。

患了青光眼眼球为何会痛

青光眼通常是因为眼球内房水循环障碍造成眼球内的

压力升高所致。眼球内压力升高后,常常出现眼睛胀痛、眼眶或是鼻根部酸痛,急性充血性青光眼发作时眼压可以升高到9.31千帕以上。这种情况下需到眼科进行急诊治疗,通过药物降低眼压,改善眼内房水循环状况,挽救视功能,必要时需要急诊手术治疗。另一种情况是眼压的慢性升高,常为轻度的眼胀、发酸,可自行缓解。随时间延长,眼球对眼压升高逐渐适应,眼胀等不适可自行消失。因此,常常导致病情延误,待视力明显下降时就诊,病情往往已到了晚期。需要提高警惕,特别是有青光眼高危因素的人群,如家族中有青光眼病人、高度近视、患有糖尿病、视网膜中央静脉阻塞等,如果出现眼胀痛应该及时到眼科就诊,进行青光眼的相关检查,以免延误病情。

青光眼病人眼底会有哪些改变

对青光眼病人检查眼底时,可观察到视乳头的青光眼性凹陷及萎缩具有一定的特殊性,这是诊断的可靠根据,具有重要的临床价值。青光眼性视乳头改变的主要过程是神经节细胞轴索的丢失。当轴索丢失后盘沿神经组织量减少,导致盘沿和视乳头凹陷形态的改变时,常表现为病理性凹陷。目前普遍采用凹陷与视盘直径的比值(C/D)表示凹陷大小。常见的表现为:a. 视乳头凹陷扩大、加深,C/D大于0.6或双眼C/D差大于0.2为异常。b. 视盘沿变薄,常伴有视盘沿的宽窄不均和切迹,表示视盘沿视神经纤维数量减少。c. 视盘血管改变,表现为视盘边缘出血,血管架空,视盘血管向鼻侧移位,血管呈屈膝状改变和视网膜中央动脉搏动。此外,眼底检查还可以发现视网膜神经纤维层缺损。多数人认为,青光眼凹陷可出现于视野缺损之前,因为病理凹陷的形成是由于支架组织的丢失,而神经纤维尚未受损害。所以,青光眼凹陷被认为是青光眼早期诊断指征之一,应注意视乳头的早期是否有以上改变,及时诊断、治疗,以防止视功能发生损害。

患了青光眼视野会有哪些改变

视功能的改变是青光眼诊断和病情评价的重要指标之一。青光眼视功能改变主要表现为视野缺损（视野缺损是由于慢性眼压升高所致的视乳头损害,也导致视乳头内视网膜神经纤维束的病变,最终造成视野缺损）,早期表现为孤立的旁中心暗点或鼻侧阶梯。旁中心暗点逐渐扩大,多个暗点相互融合并向鼻侧扩展,绕过注视中心形成弓形暗点,这是典型的神经纤维束型视野缺损。上下方弓形暗点可围绕中心注视点对接,形成环形暗点。进一步发展,缺损可扩展到鼻下方形成全鼻侧视野缺损。以后从周边部各方向逐渐向中心收缩,周边部视野也向心性缩小。晚期,视野大部分丧失,仅残存5~10度中心小岛,即管状视野。此时还可能保留1.0的中心视力,而视野缺损已达注视点附近。这种小视野可保持相当长的时间,缺损常由鼻侧向中心注视点进展。当注视点受侵犯,视力可突然丧失。有些病例在有管状视野的同时,颞侧周边部尚存有小的视力区,称为颞侧视岛。当中心视野消失后,最后仅保留颞侧视岛,仅仅残存微弱的视力,可以维持很长时间,最后视力完全丧失。

怎样诊断原发性
开角型青光眼

原发性开角型青光眼多无自觉症状,早期极易漏诊,很大程度上依靠健康普查来发现。主要诊断指标有:a. 眼压升高:应注意在疾病早期眼压并不呈持续性升高,故不能依靠单次正常眼压值就判断眼压不高,测定24小时眼压有助于发现眼压高峰值。b. 眼底:视乳头损害C/D大于0.6,或双眼C/D差值大于0.2时,应引起重视。定期随访,发现其进行性加深扩大,有诊断意义。c. 视野缺损:对重复性旁中心暗点或鼻侧阶梯,常系青光眼早期视野损害的征象。眼压升高、视乳头损害及视野改变3大指标,如其中有2项为阳性,检查房角属开角,诊断即可成立。

眼压正常为何也会患青光眼

正常眼压青光眼是指有特征性青光眼视乳头损害和视野缺损,但眼压始终在正常范围内,即低于279千帕,故以往被称为低压性青光眼。正常眼压青光眼的病因十分复杂,主要是由于视乳头解剖结构的缺陷和(或)视神经供血自动调节障碍,增加视乳头对压力所致缺血的易感性,最终导致视乳头缺血所致。这些人常合并脑血管疾病和低血压。进一步研究发现以下原因:a. 由于视盘某些小血管的病变,使视盘盘沿的节段梗死,进而神经纤维萎缩,视野缺损不断扩大。b. 长期低血压和严重的心律失常,导致眼动脉压降低,视乳头灌注不良而缺血。c. 血液全血黏度增高,血流阻力高,与缺血有关。d. 筛板薄结构异常,组织脆弱,对眼压的抵抗力低,生理凹陷增大,凹陷加深压迫视神经,引起供血障碍。这些综合因素最终导致视盘血管灌注不良,视盘缺血而发生视神经病变和视野缺损。表明正常眼压也会得青光眼。

正常眼压的青光眼会有危险吗

正常眼压青光眼在人群中的发病率约为0.15%,占所有开角型青光眼的18%~20%。国外报道,女性患病率较高,国内则男性患病率高于女性(约为3:1),以中老年人患病多见。随着人们平均寿命的延长,发病率有增长趋势。因此,充分认识该病非常重要。正常眼压青光眼同开角型青光眼一样,即病人具有青光眼性视乳头病理凹陷和萎缩及青光眼性视野缺损,但矫正眼压在正常值范围以内,前房角开放。该病起病隐匿,进展缓慢,常在不知不觉中患病。如未得到恰当治疗,病情将继续恶化,甚至可完全失明。由于没有自觉症状,病人常到晚期视野明显缺损才去医院就诊,往往在常规体格检查中发现。临床表现基本与开角型青光眼相同,不同的是眼压虽然在正常范围内,但24小时内眼压波动较大。如果检查时发现视盘中央有生理凹陷扩大,盘沿周围有片状出血,同时患有低血压尤其是舒张期的血压偏低、全血黏度增高、严重的心律失常和心肌梗死,或在短期内有大出血、休克等血压下降等因素存在,应高度怀疑正常眼压青光眼。

视盘视网膜出血有哪些诊断意义

正常眼压青光眼的视盘片状出血的发生率约为20%,

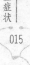

明显高于开角型青光眼和正常眼。眼底检查时可发现视盘片状出血常呈火焰状或线状，多出现在盘沿切迹处或在出现片状出血后 2~3 个月发生盘沿切迹，可反复出现。通常发生在右眼的 7 或 11 点，左眼的 1 或 5 点，即视乳头上下极的弓形分布区域，可以出现在视网膜神经纤维层缺损、盘沿切迹和视野改变之前。视盘出血的原因是视乳头小血管急性梗死的结果，同时筛板变形与后陷损伤血管也是另一重要因素。正常眼压青光眼病人的视盘出血发生率高，可能与筛板结构脆弱有关。但不管原因如何，发生视盘出血应进一步检查有无青光眼存在。如果已确证青光眼，则是疾病进展、病情恶化的一个迹象。

高眼压就一定是患了青光眼吗

不是。个体眼球的视神经对眼压的耐受力不同，不能对所有的眼睛用绝对的眼压值来衡量而定为青光眼。在 40 岁以上的人群中，有 5%~8% 眼压高于 2.79 千帕，但视乳头和视野正常。经过 5~10 年观察随访，约 10% 发生了视乳头改变及视野缺损，即发展为青光眼，而其他人的视功能没有损害，属于高水平的正常眼压，通常将这种眼压升高而无视乳头及视野损害者称为高眼压症。高眼压症的定义是指眼压大于 2.79 千帕，但视乳头和视野正常者。但也有人认为此名称有缺点，它可能给医生和病人一种假的安全感，忽略了其潜在的严重性。国外有人倾向于用"早期开角型青光眼不伴有损害"，也有人建议用可疑青光眼等名称。不论采用什么名称，医生及病人均需完全意识到其潜在的后果，即其中少部分人可能发展为具有视乳头损害和视野缺损的真正的青光眼。所以,对这一类人群应长期进行随访。

何谓慢性闭角型青光眼

慢性闭角型青光眼发病的基本条件是房角狭窄,故归类于原发性闭角型青光眼。与急性闭角型青光眼相比,它也有浅前房、房角窄等解剖结构,而瞳孔阻滞不明显。随着病情的缓慢进展和病人年龄的不断增大,周边虹膜与小梁网发生粘连,继而使小梁网功能受损,房水排出阻力增大,使眼压升高。由于该病的房角粘连是由点到面逐步发展的,小梁网的损害也是渐进性的,所以测得的眼压多为中度升高,无急性发作时的表现。小梁网损害后眼压升高后出现的一系列改变与开角型青光眼相似,所以又具有开角型青光眼视乳头改变和青光眼视野缺损。

慢性闭角型青光眼
有哪些特点

慢性闭角型青光眼是原发型闭角性青光眼的一种。随着房角镜检查的不断普及和青光眼检查手段的不断进步和多样化,过去诊断为开角型青光眼的病例,实际上是慢性闭角型青光眼。我国闭角型青光眼占原发性青光眼的80%以上,慢性闭角型青光眼又占原发性闭角青光眼的60%。不少病人无任何自觉症状,往往遮盖健眼时才发现患眼视功能降低或消失。有人对住院病人统计分析发现,慢性闭角型青光眼病人入院时已丧失视觉功能者占30%~70%,提示早期诊断、早期治疗的重要性。这类病人有以下特点:
a. 发病年龄似较急性闭角型青光眼早,大多在50岁左右,

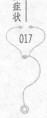

男性多见。b. 房角镜检查发现周边前房浅,虹膜周边前粘连(房角中等狭窄)。c. 眼压升高,但一般小于 6.65 千帕。d. 没有急性发作,如眼球充血和剧烈的眼痛、头痛和视力下降。e. 有典型的青光眼视孔头凹陷萎缩的眼底改变及青光眼视野缺损。加强对于没有症状、悄悄丧失视功能的慢性闭角型青光眼的早期诊断,显得更加重要了。

恶性青光眼有哪些症状

恶性青光眼是闭角型青光眼手术的继发性青光眼,发生率占青光眼总数的 2%~4%,可发生于任何年龄。恶性青光眼的特点是在抗青光眼手术后,前房极度变浅或完全消失,眼压升高,用一般的抗青光眼药物或手术治疗均无效,如果处理不当,常可导致失明;也有一些没有做过抗青光眼手术的病例在局部滴用缩瞳剂后也可引起恶性青光眼。该病多发生在浅前房、窄房角、小眼球、小角膜、睫状环较小或晶状体过大的闭角型青光眼,尤其是在长期高眼压、术前眼压不易控制、经用高渗剂或碳酸酐酶抑制剂,眼压虽暂下降而房角仍关闭者更容易发生。该病为双眼发病,一眼发生后,另一眼做滤过手术后,甚至在滴用缩瞳剂后也可引起恶性青光眼。所以当闭角型青光眼用缩瞳剂治疗无效、甚至引起眼压升高、前房进一步普遍变浅时,用散瞳睫状肌麻痹剂可使眼压下降,应想到可能是缩瞳剂引起的恶性青光眼。如果在另一眼试点缩瞳剂也发生同样变化,即可确定诊断。

恶性青光眼是怎样诱发的

恶性青光眼的发病机制主要是睫状环小或晶状体过

22

大，使两者的间隙变窄，在抗青光眼手术、外伤、虹膜睫状体炎或局部点缩瞳剂等诱发因素的影响下，睫状体的水肿或睫状肌的收缩均可使睫状环进一步缩小、晶状体韧带松弛，因而睫状体与晶状体赤道部相贴，发生睫状体与晶状体阻滞，房水不能经正常的通路向前充入前房，而是向后倒流至晶状体后方及玻璃体后方，或进入玻璃体腔内，从而使晶状体虹膜隔前移、前房轴部和周边部普遍变浅、虹膜周边部与小梁相贴致使房角闭塞导致眼压升高。晶状体前移还可引起瞳孔阻滞，加重房角闭塞和房水在晶状体后方的潴留。在无晶状体眼的玻璃体与睫状体粘连也可引起玻璃体睫状体阻滞，使玻璃体虹膜隔前移，产生与上述同样的病理改变。因这种青光眼是由于睫状体阻滞所产生的闭角型青光眼，故又名睫状环阻滞性青光眼。

糖尿病与青光眼有关联吗

糖尿病是常见的代谢性疾病，是胰腺内分泌的胰岛素不足引起的以糖代谢为主的代谢紊乱，血糖增高并出现尿糖，继而出现全身代谢异常的疾病，可并发多种眼部病变。据统计，糖尿病病人的青光眼发病率约为 12.6%，比正常人的发病率明显增高。目前发现，在糖尿病病人中，不伴有增殖性视网膜性病变者发生高眼压的较多，不合并视网膜病变者的皮质类固醇试验呈高度反应者比非糖尿病者也多。此外，开角型青光眼病人的糖耐量试验的阳性率比非青光眼者高，在局部应用皮质激素使眼压升高 5.32 千帕和产生可逆性视野缺损者中，糖尿病较非糖尿病病人多。表明青光眼和糖尿病有较密切的关系。患有糖尿病的人，经常要监测眼压和视野的改变。

近视与青光眼有关系吗

许多近视眼病人因同时患有青光眼使视功能受到非常严重的损害,但由于近视眼的青光眼诊断因两种病理状态同时存在,往往会以为是近视眼引起的视力损害,从而掩盖了其真正的病因青光眼,贻误了诊断。造成医生诊断困难的原因如下:a.近视眼者筛板与视网膜间的距离比正视眼明显短。此距离的平均值正常为0.7毫米,近视眼者为0.2~0.5毫米,所以近视眼的完全性青光眼凹陷的深度只是一般凹陷的1/2。b.青光眼性视乳头改变常被视乳头斜入和视乳头周围萎缩所掩盖。因巩膜硬度低,用修氏眼压计所测眼压如未经矫正,常偏低。c.生理盲点扩大常被认为是由于近视性弧形斑,眼底后极部或周边部的巩膜葡萄肿可能产生不规则的屈光不正,影响视野检查。尤其是在现代视野检查用低强度的视标时,应戴适当眼镜矫正屈光不正所致的暗点。这类病人中青光眼的发病率较高,医生应仔细检查,注意及时发现近视病人中的青光眼。

何谓继发性青光眼

继发性青光眼是由于某些眼病或全身疾病干扰或破坏了正常的房水循环,使房水出路受阻而引起眼压增高的一组青光眼,占青光眼总数的20%~40%,多为单眼。眼压升高的原因,可能由于前房角区域的正常结构遭到破坏,或者是因眼内容量过度增多,也有以上两种因素综合在一起,致眼压升高,一般病因比较明确。根据病因结合房水排出障碍的机制可分出多种类型,大致分为继发性开角青光眼、继

发性闭角青光眼和继发先天性（发育型）青光眼。继发性
青光眼的诊断，首先有眼部或全身病变，以及高眼压和视神
经损害。通过房角镜检查，了解造成高眼压的原因是房角
关闭还是小梁滤过功能障碍，来诊断是继发性开角型青光
眼还是闭角型青光眼，以便对症治疗。由于原发眼的病因
不同，临床表现也各异。应针对原发病进行治疗，同时用药
物控制眼压，必要时进行手术治疗。

患了虹膜睫状体炎
会有哪些症状

　　虹膜睫状体炎是一种与免疫反应有关的前葡萄膜炎。
急性起病时，因睫状体炎症，房水分泌减少，眼压往往偏低。
随着炎症继续、血管扩张、浆液渗漏加上各种炎细胞浸润，
使房水中炎性渗出物比较浓厚，其中蛋白质含量较高时，可
使眼压升高致继发性青光眼。虹膜睫状体炎进入慢性或陈
旧性阶段，发生虹膜后粘连（也就是虹膜与晶状体前表面的
粘连），瞳孔缩小、闭锁，使睫状体所分泌的房水无法由后房
经瞳孔到达前房，房水在虹膜后面即后房内积聚，把虹膜推
向前面，使前房消失。由于房水没有去路，势必引起眼压升
高发生继发性青光眼。

患了白内障会引起青光眼吗

　　凡是透明的晶状体变为混浊统称为白内障。晶状体是
一种无血管的组织，它的营养主要来自房水。当各种原因
引起房水成分和晶状体囊膜的通透性改变及代谢紊乱时，
晶状体蛋白变性，纤维间出现水隙、空泡、细胞上皮增殖等

改变,就形成白内障。有多种类型的白内障可引起青光眼:

① 老年性白内障混浊逐渐加重时,皮质吸收水分肿胀,晶状体体积增大,推虹膜向前使前房变浅,若有闭角性青光眼解剖因素者,常因晶状体肿胀、前房变浅诱发青光眼急性发作。

② 成熟期白内障:由于白内障持续时间过长,一般经过数年,晶状体内水分继续丢失而体积缩小,囊膜皱缩、前房加深,晶状体纤维分解融化呈乳白色液化,晶状体核下沉,晶状体囊膜发生变性、变薄及自发性破裂,液化的皮质漏到晶状体囊外,引起过敏性眼炎,长期存在于房水的晶状体皮质堵塞前房角可引起继发性(开角性)青光眼,也称为晶状体溶解性青光眼。

③ 过熟期白内障:晶状体悬韧带常发生退行性变,引起晶状体脱位或剧烈震动可使晶状体核从破裂的囊膜中脱出,落入前房或玻璃体,也可引起继发性青光眼。另外,在白内障术后或外伤使晶状体皮质外溢,都可能造成继发性青光眼。

哪些原因会诱发青光眼睫状体炎综合征

青光眼睫状体炎综合征简称青睫综合征,是常见的继发性青光眼。它是指青光眼与睫状体炎两种病症同时发病的一种眼病,病因尚不明确。有人认为,可能与过敏因素、病灶感染、自主神经功能紊乱和房角发育异常有关。近年来认为,是由于房水生成增多和房水流畅系数下降所致。发作时房水中前列腺素的含量显著增加,使葡萄膜血管扩张,血房水屏障的通透性增加,导致房水生成增加。同时由于前列腺素增加还可抑制交感神经末梢释放去甲肾上腺素或直接拮抗去甲肾上腺素的生物效应。去甲肾上腺素是调节房水排出的重要介质，小梁网失去正常的调节导致房水流畅系数下降和眼压升高。

青光眼睫状体炎综合征有哪些特点

青睫综合征好发年龄为 20~50 岁，单眼发病多见，并且是同一眼反复发作，可间隔数月至 1~2 年。眼压可高达 5.32~7.98 千帕，发作时无自觉症状，仅有轻度不适。即使在发作高峰时也没有像急性闭角型青光眼那样头痛、眼痛等明显症状。视力一般正常，如角膜水肿，则视物模糊。虽然轻度睫状体炎反复发作，但从不发生虹膜后粘连。角膜后壁有灰白色、细小或大而圆，呈羊脂状沉着物出现。一般认为是一种良性疾病，但可与原发性开角青光眼同时并存，或由于反复睫状体炎而伴发前房角小梁网炎症，使其排水功能下降，继而发生眼压升高，可出现青光眼性视神经及视野的损害，最后使视功能损害。反复发作的青睫综合征，除检查眼压外，应尽早检查视野及眼底，以免贻误治疗。

服用皮质类固醇激素会引起青光眼吗

长期滴用、球结膜下注射或全身应用皮质类固醇，可以引起眼压升高。皮质激素引起的高眼压如被忽视而造成永久性的视乳头和视野损害，称为皮质激素性青光眼。这种眼压升高有较强的个体差异，正常人发生率为 5%，青光眼

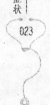

病人的发生率超过90%，说明青光眼病人对激素非常敏感。眼压升高的程度与滴药浓度、频度以及持续用药时间有关。尤其是滴用浓度高、药效强的皮质类固醇眼液，更易使眼压升高。这种眼压升高是可逆的，停药后可恢复正常，约20%可出现青光眼性视野改变，停药后可消失。地塞米松、倍他米松、泼尼松龙（强的松龙）局部应用较易引起眼压升高，用考的松则较少发生。四氢氟羟泼尼松龙和羟甲基孕酮等不引起眼压升高。局部用药较全身用药引起反应多见。这类人群单眼用药眼压升高明显者，不用药的对侧眼也可有轻度眼压升高。其病因可能是房水外流阻力增高，或房水产生量增加所致。其临床表现与开角型青光眼相似，但有自愈倾向。因此，长期用皮质类固醇的病人应监测眼压变化。

婴儿★眼睛好吗

　　白白胖胖的婴儿配上一双黑溜溜大眼睛，神采奕奕，逗人喜爱。大眼睛到底好不好？这就要看是哪一种大眼睛。一种是黑眼珠特别大，另一种是黑眼珠不大，上下眼皮之间的间隙大。小孩子黑眼珠特别大，可以是健康的，也可能是先天性青光眼的外表，俗称"水眼"，是由于前房角胚胎发育缺陷造成的，如施莱姆管发育不全，房角残留中胚叶组织，使房水产生多但排出少，致眼压升高。3岁以内的小孩，眼球壳可以伸展，所以当眼内压力增高后，整个眼球被撑大，角膜也随之扩大，视力逐渐丧失。最典型的症状是怕光、流泪、夜间哭啼、睡眠不好。具有眼球增大、角膜增大、角膜混浊、眼压高的特点。另一种是婴幼儿时期外伤或炎症破坏了房水的循环路径，引起继发性青光眼，这种眼球大、呈灰紫色类似牛的眼睛,称为"牛眼"。如果婴儿生下来眼睛很大,而且不肯睁眼,一定要到医院检查,若不及早医治会使双目失明。成年人的黑眼珠不会增大,所谓大眼睛往往是上下眼皮之间的间隙特别大,或是眼球前突使眼球相对地变大。高度近视眼的眼球较长,所以也有大眼睛的神态;甲状腺功能亢进引起眼球突出;眼眶里面的肿瘤也会把眼球向前推移,使眼睛看上去有变大的感觉。总之,无论小孩或成人,凡是大眼睛者应检查一下有没有毛病。

"黑蒙猫眼"与青光眼有关系吗

　　猫的瞳孔又大又圆,从瞳孔后面还射出黄白色的光,像两盏小电灯似的。那么小朋友得了眼病会变成猫的眼吗?原来这只病眼瞳孔开大后,里面长了一团白色的东西,看上去像晚上猫的眼睛那样,又因为这种眼看不见光线,医学上叫黑蒙,所以称该病为"黑蒙猫眼"。最常见的病因是视网膜母细胞瘤,是婴幼儿期最常见的眼内恶性肿瘤。该病好发于3岁以下儿童,多数单眼发病,有家族遗传性。早期不容易发现,常常等到患儿出现眼睛红肿、视力下降、瞳孔发白、眼球胀大、头痛、恶心、呕吐等青光眼症状时才发现。这是因为随着肿瘤的不断长大,肿瘤直接压迫眼内静脉,或肿瘤内坏死物质刺激引起炎症反应、眼内容积增加到一定限度,造成房水排出系统受阻或房角关闭,眼压就会升高,形成继发性青光眼。随着肿瘤不断长大,肿瘤可穿出眼球,长成巨大瘤块,突出眼外;也可以从视神经或血管转移到脑、骨或肝肾,最终夺去患儿生命。家长若发现患儿瞳孔发白、视力差,应及时请医生检查。发现此病应及早摘除眼球,以保全生命。

ZHUANJIA ZHENZHI QINGGUANGYAN

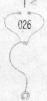

眼内肿瘤会导致青光眼吗

会的。眼球内有肿瘤时,眼内容物的量增加,或压迫、阻塞房角引起青光眼。但是眼压升高的程度和青光眼发病的早晚,并不一定与肿瘤的大小及增长的速度一致,而是与肿瘤的部位有密切的关系。如果肿瘤生长在房角附近,可以直接长入房角,或肿瘤反复出血、机化,破坏了房角结构,可在早期就出现青光眼症状;如果肿瘤生长在眼球赤道部附近,容易压迫涡状静脉,影响脉络膜血液的回流,比位于后极部的肿瘤,如视网膜母细胞瘤等,更容易引起青光眼。有时肿物虽然很大,但伴有继发性视网膜脱离,眼压反而可正常或较低,不并发青光眼。治疗时,应针对肿瘤的不同性质选择不同的处理方式。

患了新生血管性青光眼有哪些症状

新生血管性青光眼是指虹膜和小梁网表面有新生的纤维血管膜,使虹膜和小梁与角膜后壁粘连所造成的青光眼。虹膜表面有新生血管,也称虹膜红变,是诊断该病的主要依据。虹膜新生血管丛容易破裂,反复发生前房出血,故又名出血性青光眼。虹膜红变使虹膜组织模糊不清,呈暗红色,瞳孔开大,对光反应消失,由于血管膜收缩使瞳孔缘色素上皮外翻。新生血管性青光眼是一种继发于视网膜静脉阻塞、糖尿病性视网膜病变等疾病之后顽固难治的青光眼。视网膜血管病如视网膜中央动、静脉阻塞都可以继发青光眼,特别是后一种,完全性视网膜中央静脉阻塞,在发病后3个月内约有20%发生继发性青光眼,单纯性青光眼又常容易发生视网膜中央静脉阻塞。当血栓形成后,可在虹膜上形成血管膜,血管膜逐渐伸向前房角,导致房角阻塞,所以眼压升高。由糖尿病引起的新生血管性青光眼,常发生于有增殖性视网膜病变及反复出血者。由于视网膜缺氧而产生血管形成因子,引起虹膜表面和小梁网的纤维血管膜增殖。初期它们覆盖开敞的房角,后期纤维血管膜收缩,形成房角周边前粘连,均可导致顽固的眼压升高。该病极顽固,患眼异常疼痛,常导致失明。

眼内出血后会引发青光眼吗

眼部手术或外伤会导致前房出血,出血量超过前房1/2时,易引起继发性青光眼。并发症为角膜血染和视神经损害,其发生与眼压升高有关。如果既往角膜内皮已有损害,眼压正常也可发生角膜血染。无并发症的前房出血可采用非手术治疗,一般所有减少再出血或促进血液吸收的药物治疗效果不肯定。减少房水生成的药物和高渗剂可预防角膜血染和视神经损害。如药物治疗不能控制眼压,可手术冲洗前房出血或取出血块。另外,玻璃体积血或玻璃体出血后发生溶血,其结果产生各种不同的变性产物,如血影细胞、红细胞碎屑及血红蛋白的巨噬细胞等均可沉积在小梁网,阻碍房水通过,导致眼压升高。分别称为血影细胞性青光眼和溶血性青光眼。其治疗与单纯性青光眼相同,但也可将红细胞碎屑冲出,使眼压下降。血影细胞性青光眼为一过性,可持续数周,很少引起小梁永久性损害。如不能控制眼压则彻底冲洗前房,必要时可重复做,很少需做玻璃体

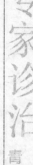
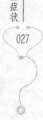

切割。

患了甲状腺功能亢进会造成眼压升高吗

甲状腺功能亢进病人往往有眼球突出,有时在甲状腺功能亢进症状控制后,眼球突出反而更明显。长期突出的眼球可使眶压增高,压迫上巩膜静脉,使上巩膜静脉压升高,房水排出因而受阻,导致眼压升高。此时,房角正常,但施莱姆管内可有血液,常伴有球结膜水肿和血管迂曲扩张、眼球突出以及视乳头水肿,卧位时眼压明显升高。另外,上腔静脉阻塞、纵隔肿物、颈动脉海绵窦瘘、球后占位性病变和恶性突眼症等均可使上巩膜静脉压升高,引起继发性青光眼。甲状腺功能亢进突眼病人最好进行常规眼压测定,以免贻误病情。

视网膜脱离术后眼压为何会升高

视网膜脱离术后往往有一过性的眼压升高,常在1周内恢复正常。合并青光眼的发生率大约为15%,可由于巩膜缩短术后眼球容积变小,使虹膜晶状体隔前移,或因巩膜缩短部位太靠前引起房角闭塞。视网膜长期脱离,病人的巩膜和睫状体发生水肿,可使房角关闭。该病常伴有慢性睫状体炎,其炎性产物可阻塞小梁间隙,但由于房水分泌减少、眼压偏低,当视网膜复位后,房水分泌恢复正常,便发生急性青光眼。有裂孔的视网膜脱离,视网膜色素上皮脱落下来的色素经裂孔沉积于小梁网上引起眼压升高,封闭视网膜破裂孔有助于控制眼压。所以,视网膜脱离术后也有眼压升高的可能性。

眼球钝挫伤会引发青光眼吗

眼球遭受外伤,如拳头、木块、足球等钝挫伤后,虽然没有发现眼球表面有伤口,但短期内仍发生的急性眼压升高,常和大量前房出血、小梁网直接损伤或睫状体损伤有关。这是由于前房出血时红细胞堆积在小梁网上,或同时伴有血凝块阻滞瞳孔,以及小梁网损伤后炎性水肿,使房水排出受阻所致;或由于外伤后睫状体水肿使房水分泌过多,导致眼压升高,导致继发性青光眼。房角后退引起的继发性青光眼,早期发生者,多在伤后数周内发病。由于小梁受损伤,使房水流出受阻,但因伤后同时伴有房水分泌减少,所以眼压可暂时不升高。当房水分泌正常后眼压即升高,常可持续数月至数年,一般在1年内外流管道修复后,眼压也恢复正常。另有外伤后迟发性的眼压升高,可在伤后数月、数年或更晚发生,这是由于外伤后角膜内皮细胞形成玻璃样膜覆盖了房角,或继发于虹膜周边前粘连所致,这种晚期青光眼是顽固的。因此,临床上若遇到不明原因的高眼压病人,应详细询问有无外伤史,并用房角镜对比房角有无狭窄或后退,以排除外伤因素所致的继发性青光眼。

眼球破裂后会引发青光眼吗

眼部外伤,不论是穿孔伤、钝挫伤或是化学伤,都有可能发生继发青光眼。穿孔伤如角膜破裂后可致虹膜前粘连,形成角膜粘连性白斑,若角膜粘连性白斑范围比较大,也可以发生继发青光眼。形成角膜粘连性白斑是因为角膜穿孔时,房水流出,随而虹膜凸出于穿孔处,日久而结成瘢痕,这个瘢痕因与虹膜粘连,由于范围较大使整个前房变得很浅,甚至完全消失。这样,房水流出通道被阻挡,眼压升高。另外,晶状体囊膜破裂使晶状体皮质膨胀、溢出等都有可能发生高眼压。至于化学伤引起继发性青光眼,大多由于虹膜睫状体炎症的结果。所以,眼外伤后常规检查眼压是必要的。

青光眼常合并哪些先天异常

患儿在出生或发育时除眼部畸形外,还伴有其他组织或部位的异常,主要包括以下几类:

① Marfan 综合征(蜘蛛指综合征):除眼部畸形外还伴有肢体细长,臂长过膝,掌骨、指骨、趾骨均细长(称为蜘蛛指),先天性心脏病和肺部畸形等。最主要的病变是晶状体小且呈球形,常有晶状体半脱位或全脱位,房角发育异常,有中胚叶组织残存,施莱姆管发育不良等病例,可合并青光眼。

② Marchesani 综合征(球形晶状体短指综合征):是一种眼部畸形合并骨骼改变的先天性疾患,与 Marfan 综合征的骨骼改变相反,其肢体、指、趾短粗,皮下脂肪丰富,肌肉发育良好。除晶状体小呈球形及伴有脱臼外,常由于悬韧带松弛致使晶状体前后凸度增大,形成瞳孔阻滞和晶体性近视。由于瞳孔阻滞、房角异常和晶状体脱位等,青光眼的发生率较 Marfan 综合征明显增多。

③ Sturge – Weber 综合征(颜面血管瘤青光眼综合征):特点是颜面皮肤血管瘤,眼部改变主要表现为青光眼、

脉络膜血管瘤和视网膜血管扩张等。常在儿童或成年时才发生青光眼。此外，还有脑膜血管瘤及颅内钙化点可引起癫痫、偏瘫及精神异常等症状。

④ von Recklinghausen 病（弥散性神经纤维瘤病）：该病为家族性遗传性疾患。全身的末梢神经纤维增殖，形成广泛的大小不等的结节，多发生于皮肤，也可发生于内脏，同时有皮肤色素沉着。神经纤维瘤常侵犯眼睑和眼眶，引起眼睑下垂、眼球突出，使眼眶扩大。在眼部受侵者中，约50％合并青光眼。虹膜表面有散在的小结节及大片颜色加深的区域，可直达房角。

⑤ 无虹膜：为先天性虹膜畸形，常在周边部残存少量虹膜组织。由于发育不全的虹膜与角膜粘连或房角内充满中胚叶组织，致使约30％的病人发生青光眼。

⑥ 房角发育不全：又名中胚叶发育不全。该病是眼前节的中胚叶发育不全引起的青光眼，为显性遗传性疾患。以上这些疾病都有可能引起继发性青光眼，应引起足够的重视。

～≪ 什么是剥脱综合征 ≫～

剥脱综合征是继发性青光眼的一种。它的形成由于碎屑阻塞房角而引起，多见于老年人。检查时可发现在瞳孔缘、虹膜两面、房角、晶状体囊膜及其悬韧带上均有蓝白色或灰色碎屑及少量色素沉着。在瞳孔开大时，可见云雾状的色素微粒经瞳孔流向前房。这些碎屑的来源，目前的看法还不一致，以往误认为是由晶状体的囊膜剥脱而来，故称为囊膜性青光眼。有人认为，是碎屑沉着于晶状体之上，不是由囊膜脱下来的，所以称为假性剥脱。近年来，用电镜观

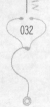

察,发现在晶状体囊内和囊下也有类似的沉着物,证明后一种看法是正确的。最近还发现在虹膜、结膜血管周围和小梁的基底膜上均有原纤维性物质,因而认为这是一种广泛的眼基底膜疾患。剥脱物质广泛分布于眼的不同部位,故称为剥脱综合征。在有脱屑的病人中30%~80%继发青光眼。剥脱综合征病人的对侧眼的青光眼发生率为15%,较原发性青光眼者明显少,这种病例的皮质激素高度反应者,也较原发性开角型青光眼者为少。它的临床过程及治疗原则与单纯性青光眼相同。晶状体摘除也不能使病变减轻或停止进展。

什么是色素播散综合征

　　色素播散综合征是虹膜中周边部后面的色素脱失沉着在眼内各部分,如角膜后面、晶状体表面、晶状体韧带和小梁等处的统称。色素播散综合征可合并或不合并色素性青光眼,而色素性青光眼几乎均有色素播散综合征的表现。检查时可发现以下情况:a. 角膜后壁菱形色素沉着。中央部角膜后壁有垂直的色素沉着,中央部色素致密,周边部较稀疏,不典型者可偏于一侧或呈斜行。有些病例为散在性不规则色素沉着。b. 虹膜中周边部色素缺失:检查时可见斑片状虹膜色素缺失,病情重者可呈车辐状色素缺失,该处可透见从眼底反射出的红光。c. 虹膜和晶状体表面、晶状体韧带、玻璃体前面及小梁网有色素沉着。前房角有大量色素沉着,施瓦勃线至睫状体带全房角有色素沉着,对应的施莱姆管处小梁网内色素最浓厚,呈环形色素带。房角处常有中胚叶组织残存。d. 有色素性青光眼等表现。

患了色素性青光眼
有哪些症状

  色素性青光眼多发生于年轻男性,常伴有近视,我国及黄种人少见。房角为开角,症状与开角型青光眼相似,病因尚不清楚。有人认为,是虹膜色素上皮层的色素不断脱落,阻塞房角而引起房水排出障碍。因小梁内皮细胞有吞噬作用,可以吞噬及运走色素,所以该病有时可自发缓解,但有时色素突然增多,使眼压骤然升高。有人发现,原发性青光眼家族中有患色素性青光眼者及角膜后有纺锤状色素沉着者,其皮质类固醇试验呈高度反应者也较多,这些似乎说明色素性青光眼与开角型青光眼之间存在着某种基因关系,可能是开角型青光眼的一种变异。

患了青光眼
需进行
哪些项目诊断检查

姓名 Name _____ 性别 Sex _____ 年龄 Age _____

住址 Address _____

电话 Tel _____

住院号 Hospitalization Number _____

X 线号 X-ray Number _____

CT 或 MRI 号 CT or MRI Number _____

药物过敏史 History of Drug Allergy _____

青光眼病人应采集哪些病史

眼科临床的诊断资料主要来自详尽的检查。在检查之前,应详细询问病史,细心观察病人的一般健康表现。病史采集包括以下内容:一般情况(包括姓名、性别、年龄、职业、地址);主诉(即病人最主要的自觉症状及持续时间);现病史(包括主要症状、伴随症状、病情经过、治疗效果);过去史(过去有无类似病情、其他眼病及全身病)及家族史。病人眼部的主觉症状主要是:视力障碍(远近视力不佳、视物变形、夜盲、复视、视野缩小、偏盲等);感觉异常(疼痛、畏光、流泪、痒感、异物感等);外观异常(充血、出血、水肿、新生物等)。尤其是要询问发病前有无明显的诱因如气候变化、疲劳过度、情绪变化等。

怎样自我发现早期青光眼

青光眼早期可以没有症状和不适的感觉,病人往往没有意识自己已经患了青光眼。有的会出现视疲劳、眼胀头痛、晚间看灯光周围有彩虹式的光圈、视物模糊,经过休息,症状可以消失。有以上症状者,应怀疑患有闭角型青光眼,需要及时到医院检查。另一种类型为开角型青光眼,在发病早期无任何症状,对于缺乏青光眼防治常识的人而言,通常不能自我判断,需要依靠眼科医生进行专门的咨询与检查,才能确诊。此种类型青光眼病情发展缓慢,到出现视力受损害时,往往已进展到晚期阶段,视野呈管型或丧失,生活自理能力严重受到影响。为了保护眼睛,需要学习一些青光眼防治基本知识,如果年龄已经超过 40 岁,应当每年到眼科门诊接受一次眼部检查,如测量眼压、检查眼底。如果症状或疑虑仍未能解除,应找青光眼专科医生咨询。这样,就可以做到防患于未然。

〜 怎样正确诊断青光眼 〜

为了安全和精确,在作出青光眼的诊断前,眼科专家先检查4个方面:眼压、视神经的颜色和形状、视野以及前房角情况。常规的青光眼检查常常包括以下2项:眼压计和眼底镜的检查。a.眼压计用于测量眼压。正常眼压的范围是1.33~2.79千帕。b.眼底镜用于检查眼睛的内部。医生通过瞳孔观察视神经乳头的颜色和形态。视神经呈"杯状"或无正常的粉红色者应引起注意。如果眼压不正常或视神经异常,多数医生将进行以下青光眼的特殊检查。a.视野检查:可以得出这个眼睛的视野的形态。早期青光眼损害表现为轻微的视野改变,晚期可有典型的青光眼视野改变。b.前房角镜检查:前房角镜检查是检查虹膜与角膜间夹角是开放或关闭的特殊检查方法,它帮助医生区别开角型或闭角型青光眼。综合以上因素才能作出准确诊断。

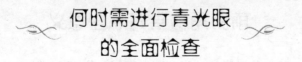

何时需进行青光眼
的全面检查

青光眼的发病与年龄相关,也就是说随着年龄的增长青光眼的发病率要升高。因此,有专家建议40岁以上的人,应该定期测量眼压和检查眼部,并将筛查青光眼列入体格检查项目,形成规范的眼保健制度。另外,有些人是易得青光眼的高危人群,如青光眼病人家属即有青光眼家族史、

高度近视眼、糖尿病病人等,年龄超过 35 岁应早期检查。检查时间可参考如下:40 岁全面检查 1 次,以后每隔 2~3 年检查 1 次;60 岁后每隔 1~2 年检查 1 次;如果有前述的任何青光眼危险因素存在,35 岁应该进行青光眼特定的全面检查,以后每 1~2 年检查 1 次。

正常前房角有哪些结构

前房角是眼球的一个重要结构,用放大镜、裂隙灯、眼底镜都看不到。必须用专用的房角镜或三面镜,通过光线的折射(直接房角镜)或反射(利用间接房角镜配合裂隙灯显微镜)才能观察到前房角的结构。正常前房角由前壁、后壁、及两壁所夹的隐窝 3 部分组成。可以看到以下几个部分:a. 前界线,即施瓦勃线,为角膜后弹力层终止处,呈白色、有光泽、略微突起。b. 小梁网,是一条稍带黄色的结构,有一定的宽度,约 0.5 毫米,上有色素附着,巩膜静脉窦即位于它的外侧。c. 巩膜突为前壁的终点,呈黄白色。d. 虹膜根部和睫状体带,呈灰黑色。正常情况下,眼球处于原位时能看见房角的全部结构。

前房角检查有哪些意义

前房角正确的分类有利于了解房角的功能状态,正确判断青光眼的类型。前房角按其宽窄可分为宽角和窄角。

① 宽角:表现为睫状体带较宽并清晰可见,虹膜末卷、平伏,可看到虹膜根部的附着线,房角前壁与虹膜根部之间的角度约成 45 度。这时房角所有结构均可以看到。

② 窄角:可进一步分为 4 级:a. 中等角(窄Ⅰ):性质上

属于开角,但比宽角略窄,在改变眼球位置或施加少许压力后有时可见一窄条睫状体带。b. 轻度窄角(窄Ⅱ):巩膜突可见。虹膜末卷,较隆起,看不见虹膜根部的附着线。房角的宽度约为 25 度。c. 窄角(窄Ⅲ):虹膜末卷,很高,只能见到前部小梁,隆起的虹膜挡住后部小梁、巩膜突、睫状体带及虹膜根部的附着处。d. 极度窄角(窄Ⅳ):虹膜外缘高达施瓦勃线的水平,只能见到施瓦勃线,看不到小梁。当虹膜与小梁完全粘连时,成为闭角。如未粘连,虽然有时看上去类似闭角,若仔细辨别,仍然可知还是窄角。小梁被虹膜根部贴附粘连为房角堵闭,否则为房角开放,由此来区分是闭角或开角青光眼。此外,为了发现前房角的细小异物、新生物及新生血管等病变,也必须应用前房角镜。同时还要注意房角色素沉着的状况,有无炎性渗出物沉积于房角,有无房角后退等。

手电筒侧照法为何 能检测前房深度

该方法是用聚光灯泡手电筒,使灯光从受检者颞侧角膜缘平行于虹膜照射,如虹膜平坦,全部虹膜均被照亮;如有虹膜膨隆,则仅颞侧虹膜被照亮。这就好比太阳光只能照到隆起山坡的向阳面,背阴面照不到的原理一样。由于该方法简单实用,既可为下一步检查提供初步根据,又可作为大批人群青光眼普查的粗略筛选内容之一。因此,我国青光眼学组采用此方法检查前房轴深,并制订出分级标准:a. 深前房:整个虹膜均被照亮。b. 中前房:光线达虹膜鼻侧小环与角膜缘之间。c. 浅前房:光线达虹膜小环的颞侧或更少范围。

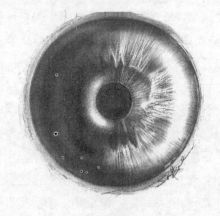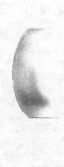

手电筒测照法：浅前房

（摘自 Becker–Shaffer's Diagnosis and Therapy of the Glaucomas）

指测眼压法为何能粗测眼压

经过长期实践后,指测法可以作为大概判断眼压的参考。指测法是用手指感觉判断眼压的一种方法。眼科医生常常用两手的示指尖按摩眼球,借传递到指尖的波动来估计眼压高低的程度。正常眼压隔着上眼睑摸上去硬度如鼻尖一样。当眼压明显升高时,摸上去可以硬如石头。检查时,先让被检者静眼自然向下看,检查者用双手固定在病人的眼眶周围,示指在上眼皮的睑板上缘上方经皮肤轻触被检者眼球,两指交替施加压力,向内向下施压,对着眼球中心,压力大小以略能使被压处下陷而又不产生疼痛为度。指测法眼压的记录符号统一规定为：Tn 表示正常；T_{+1} 表示轻度升高,T_{+2} 表示中度升高,T_{+3} 表示眼压极高（坚硬如石）；反之T_{-1}、T_{-2}、T_{-3}则分别表示眼压稍低、很低、极低（软如棉絮）。

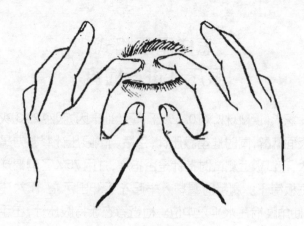

指测眼压法粗测眼压

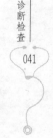

怎样才能测得准确眼压

准确的眼压数值是诊断青光眼的主要依据。测量眼压有以下几种方法：

① 接触式修兹压陷式（Schiotz）眼压计：受到球壁硬度的影响，这就是最早采用的方法。如近视眼有后巩膜葡萄肿者，因巩膜硬度偏软，所得的眼压值比实际值偏低，需进行校正。

② Goldmann 压平眼压计：是目前国际通用的最准确的眼压计，它是附装在裂隙灯显微镜上，用显微镜观察，坐位测量。这种压平眼压计，在测量时仅仅使角膜凸面稍稍变平而不下陷，眼球容积改变很小，所以基本上不受球壁硬度的影响。还有 Perkin 压平眼压计原理与 Goldmann 眼压计相同，其优点是可以手持使用，不需要裂隙灯显微镜，被检者取坐位、卧位都可测量，但目前临床上很少采用。目前，临床上最常用的是非接触压平眼压计。

怎样用压陷式
眼压计进行检查

病人仰卧低枕,滴0.5%丁卡因(地卡因)眼液2~3次进行表面麻醉,同时准备眼压计,包括测试眼压计摩擦力是否过大,在试板上测试时指针是否指零,并用75%乙醇棉球擦拭底板待干。测量时嘱病人举起左手伸出示指,作为注视点,使角膜恰在水平正中位。检查者右手持眼压计,左手拇指及示指分开上下睑固定于眼眶缘上,不可使眼球受压。将眼压计底板垂直放在角膜中央,先用5.5克砝码,读指针刻度,如读数小于3,需更换更重的砝码再量。由刻度读数查表得出眼压的实际数字,即砝码/读数=眼压(千帕),如5.5/5=2.31千帕,测毕结膜囊内滴抗生素眼药水。此眼压计在测量时引起眼球容积的变化较大,测出的数值受到球壁硬度的影响。在球壁硬度显著异常者会给出错误的偏高或偏低的数据,用5.5克与10克或7.5克与15克两个砝码各测量一次后查表校正,可消除球壁硬度造成的误差。

何谓非接触压平眼压计

非接触压平眼压计的原理是利用可控的空气脉冲(其压力具有线性增加的特性),将角膜压平一定的面积,再利用监测系统感受角膜表面反射的光线,并将角膜压平到一定程度所需的时间记录下来,自动换算成眼压的数值。它的最大优点是彻底避免了通过眼压计引起的交叉感染,并能应用于对表面麻醉药过敏的病人。但有时所得数值可能偏低。由于不同的眼压计可造成一定误差,被检查者应尽量选择同一台眼压计（手工操作时尽量选择同一操作人员），并且选择一天中的同一时段，以减少人为因素造成的误差，有利于得到准确眼压数值。

测眼压为何要注意眼球壁硬度

眼球壁硬度是指眼球壁对外力作用所具有的抵抗力。眼球壁硬度明显有改变的情况下，眼压计在硬度不同的眼球上测量时会得到不同的结果，这样就会出现一种假象，即所测眼压结果不准确。例如，高度近视眼、内分泌性眼球突出、内眼手术后及使用强力缩瞳药物后，眼球壁的硬度都会下降，变软的球壁对外力作用的抵抗力自然降低，测眼压时所测得眼压比实际应有的眼压低，结果造成青光眼漏诊或在青光眼的治疗中误认为眼压控制满意，不再采取进一步治疗措施。相反，在高度远视眼、部分长期青光眼病人及用了血管收缩药之后，眼球壁硬度相对增高，测出的眼压偏高，而实际的眼压却是低的。这样，会把本不是青光眼的眼病误诊为青光眼，或在青光眼的治疗中误认为眼压控制不良。球壁硬度会影响眼压的准确性。临床上碰到上述几种情况，估计有眼球壁硬度影响眼压时，应注意排除或矫正眼球壁硬度的不利影响。但是，一般说来眼球壁特别硬或特别软的情况极为少见。所以，即使用修兹压陷眼压计测量眼压，只要方法正确，不必过多顾虑。

怎样矫正眼球壁硬度

只有矫正眼球壁硬度，才能测准眼压。通常，把眼球壁在外力作用下眼内压变化与眼内容积变化关系的参数称为眼球壁硬度系数。这一系数值正常定为 0.012 5，高于此数值时，测得的眼压值比实际值高，低于该数值时所测眼压值比实际值低。临床上，判断眼球壁硬度是否正常，除注意以上所提到的特殊情况外，最简单的方法是用两种不同砝码分别测眼压。如先用 5.5 克砝码测得刻度为 4.0，再用 10 克砝码测得刻度为 9.0。分别在"校正眼压与眼球壁硬度表"的横栏和纵栏中找出相应刻度的读数，两者相交处即得出相应的眼球壁硬度系数是 0.0177，以及校正后实际眼压 2.93 千帕。校正眼球壁硬度无疑可提高压陷眼压计测量眼压的准确性。但有条件的医院，应尽量采用压平眼压计测量眼压，尤其是怀疑有眼球壁硬度问题时，更应直接选择压平眼压计测量眼压。

病人为什么要测量 24 小时眼压

正常人的眼压具有昼夜起伏波动的规律，一般在昼夜 24 小时内，最常见的是早晨眼压偏高，晚上偏低。但是在白天或夜晚出现眼压高峰或低谷的时间上，个体之间也有差异。青光眼或眼压高者，24 小时之间的眼压波动更大些。有的每小时之间的眼压差可高达 1.06 千帕，更何况有些人的眼压高峰值不在日常门诊检查时出现。因此，对怀疑青光眼或青光眼的检查中仅仅局限于某一固定时间内测 1 次眼压是远远不够的，应该做 24 小时昼夜眼压检查，以了解眼压自发变动节奏的生物信息。测量 24 小时眼压不但有助于早期发现青光眼，对青光眼的治疗也可依据全天内眼压变化情况确定用药时间和次数，并对青光眼药物、激光或手术治疗的疗效和预后有更客观的评价。该项检查尤其对诊断正常眼压性青光眼意义更大,是不可缺少的检查手段。

怎样测量及判断病人 24小时眼压是否正常

在1日内频繁数次测眼压,尤其是用接触式压陷式眼压计检查时,检查前要注意有无倒睫、慢性泪囊炎、结膜或角膜的炎症。如有,一定要先做相应治疗后再安排测眼压。检查前还应排除一切可能影响眼压的主、客观因素,如情绪波动、用药或环境干扰,因此最好住院或留院检查。同时应安排操作熟练的同一位医生或护士完成全天眼压测量。目前采用的非接触式眼压计可避免操作上的损伤和误差。具体测量时间为24小时内每隔4小时测1次,共测6次眼压。若有特殊情况不能进行夜间测量者,可参照上午5:00、7:00、10:00,下午14:00、18:00和晚上22:00测量6次眼压。正常人24小时眼压波动范围应小于或等于0.7千帕(5毫米汞柱),若大于或等于1.07千帕(8毫米汞柱)属病理范围。

做青光眼激发试验有危险吗

青光眼的激发试验,就是用人为的方法使眼压升高来判断是否是青光眼的检查方法。类似内科对可疑冠心病者采用适当增加运动量等方式,协助诊断心电图负荷的测验。根据各种类型青光眼不同的发病原因,合理选择不同的激发试验有利于青光眼的诊断。临床上,主要根据前房深度和房角的窄宽程度来综合考虑选择激发试验。这些试验是在医生的严密监测下完成的，即使诱发青光眼的发作，医生也会立刻采取手段降低眼压，不会对眼部造成严重损害，该试验是安全的，病人不必有顾虑。

哪些病人需做激发试验

青光眼的激发试验无论是对正常眼或青光眼，都会使眼压升高。但青光眼病人眼压升高的幅度远较正常眼高，所以可用于怀疑有青光眼而不能确诊的病例。根据眼压升高的幅度来判断是否有青光眼。如有人见白炽灯泡有虹视现象，而且经常眼睛发胀、发痛；测量眼压时有时偏高、有时不高，一天中不同时间眼压相差很大；视力、视野都好，前房角开放，眼底视神经乳头凹陷似乎比正常眼大一些，遇到这些情况，为了确诊有没有青光眼，都可采用激发试验。

怎样选择青光眼的激发试验

凡具有浅前房、窄房角，尤其是女性病人都应考虑可能为闭角型青光眼，可选择暗室试验或暗室加俯卧试验、散瞳试验及阅读试验等。对前房深，怀疑开角青光眼的，应选择饮水试验或妥拉苏林试验。青光眼激发试验常用饮水试验和暗室试验。a. 暗室试验：方法是在试验前先测 1 次眼压，然后病人在暗室内睁开双眼静坐 60~90 分钟，到预定时间后在暗室环境下再测 1 次眼压。若眼压较试验前升高 1.07 千帕（8 毫米汞柱）以上即为阳性。其作用机制是在暗室中瞳孔散大，虹膜根部拥塞于房角使之关闭，导致眼压升高。俯卧试验作用机制是在俯卧位时由于重力关系，虹膜晶状体隔膜向前移位,使窄房角关闭。暗室加俯卧试验可提高诊断的阳性率。b. 饮水试验的方法:早晨空腹测眼压,然后 5 分钟内饮水 1 000 毫升,每隔 15 分钟测量 1 次眼压,共测 4 次。如饮水后,最高眼压值与饮水前眼压值相差在 1. 07 千帕(8 毫米汞柱)以上,即为阳性。饮水后眼压升高的主要原因是饮大量的水后,血液渗透压变低,而房水产生量增加。如果前房角通道不良,引流不畅,就会使眼压升高。

～ 怎样评价激发试验的效果 ～

许多临床资料表明,单靠某项激发试验阳性尚不能马上肯定得了青光眼,阴性结果也不能排除将来发生房角关闭的可能性。房角越窄,发生房角关闭的危险性越大,应进行密切观察。随着现代对早期青光眼新的检查方法和更敏感、更客观的检测仪器的实际应用,眼科医生对青光眼,尤其是开角型青光眼的早期诊断,更重视和关心眼底的变化。激发试验的部分项目已被其他检查方法所取代。因此,不论哪项激发试验,试验结果都必须结合病史、临床表现眼底及视野情况综合分析后作出评价。但对于一些基层单位、缺乏先进仪器的地区,作为可疑病人的筛选检查仍有应用价值。

青光眼病人应怎样
做视力检查

正确的视力检查可以判断眼底及手术后视力提高的程度。前面已经讲过初诊病人需查远视力、近视力、裸眼视力

和矫正视力。查远视力的方法是被检者坐在距视力表5米处；也可坐在视力表下，在距视力表2.5米处放置一平面镜，从反光镜中辨认视力表上的视标。检查时应两眼分别进行，未测眼要严密遮盖。视力表表面须清洁平整、无退色。表上必须有适当的、均匀的、固定不变的照明度（一般光照度为300~500勒克斯），且必须避免由正侧方照来的光线及直接照射到被检者眼部的光线。记录时要注明戴眼镜或不戴眼镜，左、右眼也不能记错。对远视力表上第一行也看不见时，应令被检查者向视力表走动，直至能看清视力表第1行为止，根据相应距离记录视力。如在0.5米处还不能辨认视力表的第1行，则需检测数指视力，即让被检者背光而坐，将光线照在检查者的手指上，手指略分开，让受检查者说出伸出的手指数目，记录能辨认指数的距离。如还不能辨认，让被检者辨别手动，记录能辨认手动的距离。数指和手动辨认的最远距离均为1米。若不能辨别手动者，应检查光感。

做视功能检查有何临床意义

　　视功能检查包括光感、光定位和色觉分辨力的检查。青光眼会对视神经产生不可逆性的损害，从而影响视力以及视网膜的功能。仅仅检查视力不足以反映整个视功能情况。青光眼可以对视力产生不同程度的损害，至最严重时可仅有辨别光亮和黑暗的能力，即为光感。检查光感应在绝对暗室内进行。检查者手持烛光在受检者眼前，让受检者辨别烛光的有无，受检者能准确回答，表明有光感。记录则是在多少米远的距离能辨别烛光的有无。最远距离为5米。光感的有无对于青光眼和其他内眼手术的指征和预后有着极重要的意义。若已无光感,药物和手术治疗已无任何作用。若光感仍存在,哪怕仅有 1 米光感,也应尽力挽救。光定位检查的目的是测定有光感的范围,即视野范围,以大致判断视网膜功能状况。检查时将烛光置于被检查者眼前 1 米处,分别在鼻侧、颞侧和中央的上、中、下共 9 个方位,让被检者确切指出烛光所在的位置。青光眼病人光定位某个方向不能正确指出,表明视网膜神经纤维层已有一定程度的损害,即使做了手术也不能恢复。青光眼手术前应向病人解释清楚,以免引起术后不必要的争端。

做色觉检查有何临床意义

色觉检查也是视功能检查的一部分。色觉分辨力是反映视网膜黄斑部功能的指标。人类识别自然界各种物体的颜色的功能就是人的色觉功能。这一功能在平时生活、工作中具有重要意义。例如,汽车司机在开车途中要能够识别十字路口的红绿灯,美术工作者对不同色彩必须能迅速辨别。但是,有人色觉异常,不能胜任某些需要辨别颜色的工作。这是怎么造成的呢?根据色觉理论之一的三原色原理,假设人类视网膜上有 3 种要素,可分别感受红、绿、紫色。各种要素只接受与其相应的颜色刺激,当缺少一种或两种要素时,表现为色觉异常。例如,当缺少对红色的感色要素时,就丧失红色辨色力,称为红色盲。3 种颜色都不能辨认者为全色盲。若仅辨色能力迟钝,则称色弱。色觉异常一般是先天造成的。少数后天者是继发于某些眼病,青光眼就可有色觉异常。一般认为,青光眼的蓝黄色觉比红绿色觉受侵犯较多见。有人发现青光眼的极早期就有色觉

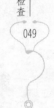

障碍,这与视网膜神经纤维的弥散性损害导致视野缺损的程度有关。检查工具可用色觉检查图或电脑视野的颜色示标检查。色觉异常只能作为可疑青光眼的参考指标,不能作为早期诊断指标。

什么是暗适应检查

暗适应检查可以反映光觉的敏感度是否正常。当眼从强光下进入暗处时,起初一无所见,以后渐能看清暗处的周围物体,这种对光的敏感度逐渐增加、最终达到最佳状态的过程称为暗适应。对弱光的感受性是由视网膜杆体细胞决定的。测定暗适应过程中能被感知的光刺激强度逐渐减弱。正常人最初5分钟对光敏感度提高很快,以后渐慢,在8~15分钟提高又加快,15分钟后又减慢,直到50分钟左右到达稳定的最高度。最初5~8分钟代表视锥细胞暗适应过程终止,以后完全是视杆细胞的暗适应过程。暗适应检查可以对夜盲这一主觉症状进行比较客观和量化的评定,可用以诊断和观察各种可以引起夜盲的疾病,例如视网膜色素变性、青光眼、维生素A缺乏症等。此外,还可有助于进行劳动能力的鉴定。暗适应能力差的人不宜从事暗光下或夜间工作,如部队的夜间执勤、行军、作战、飞行等,以免发生事故。

怎样进行暗适应检查

简易的暗适应检查方法是对比法。即由被检者与暗适应正常的检查者同时进入暗室,分别记录在暗室内停留多长时间才能辨别周围的物体,如视力表和夜光表,比较两者看见物体的时间。精确的暗适应检查可用暗适应计，它分为可调节光强度的照明装置及记录系统两部分。前者包括可作明适应的强光投射及暗适应时从很弱的光刺激逐渐增高的光投射目标。通过光刺激源与记录装置相关联的旋转钮和活动标尺，在记录纸上以一定的时间间隔连续打上被检者能感知的光刺激强度的记号。通常在5~15分钟的明适应以后，再做30分钟的暗适应测定，将各测定点连接画图，即成为暗适应曲线。

视觉对比敏感度与青光眼有何关系

平日生活、工作中，人们既要分辨边界清晰的物体，也需要分辨边界模糊的物体。通常用视力来表示前一种分辨能力，而后一种分辨能力称为对比敏感度。可以说，对比敏感度是人眼分辨边界模糊物体的能力。对比是两个可见区域平均照度的差别，对比敏感度则是测量能够察觉两个区域照度差别的能力。假使这两个区域在空间彼此相连，察觉照度差别的能力称为空间对比敏感度。若可见区域按时间顺序出现，这种察觉照度差别的能力称为时间对比敏感度。研究提示，在原发性开角型青光眼，视觉对比敏感度的改变可先于视野损害之前出现，但由于检测方法较复杂，以及受年龄、屈光不正、暗适应和瞳孔大小等影响因素较多，这种检测方法对青光眼的诊断价值尚未确定。

怎样绘制对比敏感度曲线

在眼科临床中常见到病人自觉视力下降，但测定其中

心视力仍为正常。对此需让被检查者辨认大小不同及对比度不同的刺激图形。将不同空间频率（即在一定的视角内明暗相间的条纹数目不同）作为横坐标，将条纹与空白之间亮度的对比度作为纵坐标，即将视角与对比度结合起来，测定对各种不同空间频率的图形人眼所能分辨的对比度，得出对比敏感度函数，就能更加全面地了解人眼的形觉功能。青光眼等某些疾病在利用视力表还不能查出视力减退时，已表现出对比敏感度曲线的异常。所以，这种检查有助于更早地发现眼病。对比敏感度利用有光栅屏幕、记录装置和微机组成的仪器检查，也可用 Arden 图片进行简易的测量。

怎样区别生理性和病理性凹陷

生理性凹陷多呈横椭圆形或圆形，极少数为垂直椭圆形，多位于视乳头中央，也可略偏于一侧；深度一般不超过0.7毫米，大凹陷较深，小的较浅。在深凹陷的底部可看到筛板，凹陷的颜色常较其周围的盘沿为浅，但凹陷的大小与颜色变淡区域并不一致，凹陷常较颜色淡的区域大。因此，应以小血管走行方向的变化来确定凹陷的边界，不应以颜色改变来判定凹陷的大小。生理性凹陷的大小因人而异，小凹陷居多，双眼凹陷的大小一般是对称的。多数人认为凹陷的大小与年龄的增长无关，如凹陷变大应认为是病理性的。测量视乳头凹陷大小的方法很多，常用的简便方法是测量凹陷直径和乳头直径之比，即杯盘比值，测量其横径或竖径，简称为杯/盘（横）或杯/盘（竖）。盘沿是指凹陷边缘至视乳头缘之间的环状部分。正常盘沿上、下方较鼻侧及颞侧宽,以下方最宽,上方次之,再次为鼻侧,颞侧最窄。盘沿上无切迹或缺损,呈粉红色。

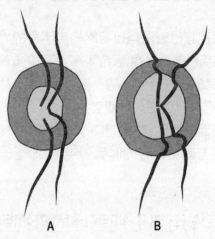

生理性凹陷(A)和病理性凹陷(B)

(摘自 Terminology and Guidelines for Glaucoma Ⅱnd Edition)

青光眼病理性凹陷可逆吗

一般认为,青光眼性视乳头损害和视野缺损是不可逆的,这在绝大多数病例是正确的,尤其是在神经组织已真正丢失时。但有些情况下凹陷可能是可逆的。常见的是患先天性青光眼,尤其是 1 岁以内的婴儿,术后眼压得到控制,凹陷可明显缩小。也有报道,成年人近期发生的青光眼凹陷,用药物或手术治疗眼压明显下降后,凹陷可以消失。年老的病人因巩膜组织的弹性下降,凹陷不易恢复。所以,视神经病变可能已发生并且进展,却查不出视野缺损。改进检查方法,并建立正常数据以比较分析,才能更早检出视野缺损。视乳头凹陷进行性扩大、不伴视野缺损,可以疑是早期青光眼的指标。

何谓面对面视野检查法

面对面视野检查法可以粗略检查明显的周边视野缩小。被检者与检查者对视,眼位等高,相距 0.5 米。检查右眼时,被检者的右眼与检者的左眼彼此注视,并各遮盖另一眼,检查左眼时反之。检查者将手指(或持 1 棉球)置于与两人等距离之处,在各方向从外周向中央移动,如被检者能在各方向与检者同时看到手指,即可认为视野大致正常。

怎样用弧形视野计检查视野

弧形视野计是比较简单的动态检查周边视野的仪器。弧弓的半径为 33 厘米,被检眼注视中心固定视标,遮盖另一眼。检查者持带柄的视标沿弧的内侧面由周边向中央缓缓移动,直到被检者看见为止,记下弧上所标的角度,再将视标继续向中心移动直到注视点为止。如在中途病人感到在某处视标消失,或以后又在某处重新出现,就要再记录该处的角度。将圆弧转动 30 度后再查。如此每隔 30 度,依次查 12 个径线,将记录各径线开始看见视标的角度在视野表上连接画线,即为被检眼的视野范围。将各方向视标消失及重现的各点连接成线,可显示视野中的暗点。

什么是平面视野计

平面视野计是比较简单的动态检查中心视野的设备,

包括视屏、视标（常用 2 毫米白色视标）与照明装置。视屏与被检眼的距离为 1 米，为弧形视野计的 3 倍，故视野的缺损图形也被放大 3 倍，适合于发现较小的中心视野（即 30 度以内视野）的缺损。且因有些疾病只有中心视野缺损，或在早期只有中心视野缺损，晚期才有周边视野缺损，所以有时中心视野检查比周边视野检查更有价值。

何谓 Goldmann 视野计

Goldmann 半球形定量视野计对视标的大小和亮度、以及背景的亮度可进行比较精确的定量，并保持背景亮度的恒定。既可检查周边视野，也可检查中心视野。除了动态检查（即移动视标以探测它何处能被看见以及何处不能被看见）以外，还可做静态检查（即在固定的某点位置逐渐增大视标的亮度，以测定最低的且可使被检者感知的亮度是多少，即被检者在该点上的光阈值）。有了上述各种改进，明显地增加了视野检查的准确性、可重复性和敏感性。

什么是自动化视野计

检查视野的方法很多，并且在不断地改进，总的趋势是逐步走向精确定量和自动化。自动化视野计是近年来视野计在上述视野计改进的基础上配备微机，可根据被检查者的需要，选用不同程序，自动按照程序在视野的各个位点显示由弱到强的光刺激，并根据被检者的应答（以按钮的方式表示看见与否），在检查完毕后打印报告，以图形、记号及数字记录被检者视野中各个位点的光阈值及其与同年龄组正

常眼的差别,从而给出视野的总丢失量和局限性缺损的范围与深度。由此可更好地避免手工操作的误差,为临床诊断提供有力、可靠的依据。

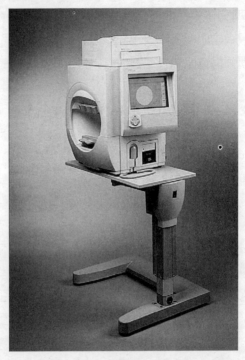

自动视野计

(摘自 Becker–Shaffer's Diagnosis and Therapy of the Glaucomas)

检查视野有哪些临床意义

健全的视野对于人们从事劳动、学习及日常生活都很重要,视野狭小的人不能驾驶交通工具,甚至行路困难。青光眼病人视野逐渐缩小,最后只能在外眼角有一个很小的可见区。犹如正常人将一个长筒放在眼前所看到的范围,医学上叫管状视野。靠中心的视细胞在神经联系以及营养供应方面比靠四周的视细胞丰富,可显示出较强的生命力,视力保留的时间较长,所以青光眼病人晚期还能在外眼角残存一点点余光。视野的变化,对青光眼的诊断、病情的估计和指导治疗等方面具有很重要的意义。但由于双眼视野的重叠,早期视野缺损,自己不宜发觉,只有通过视野检查才能发现。无论是青光眼病人或仅仅是怀疑有青光眼的病人,都要积极配合医生检查视野,并随时了解自己的视野变化情况。

哪些因素会影响
视野的检查结果

电脑控制的视野计是目前最有效的视野检查,但有一些因素可能会影响电脑视野检查结果:a. 被检查者的精神状态:如果被检查者的全身情况差或不能坚持长时间坐立,就不能对视野计所给的刺激予正确及时的应答。b. 视力不佳:若由于屈光不正引起,应给被检查者的近视力予以矫正,否则会引起视网膜光敏度普遍下降;若由屈光间质混浊(如白内障、角膜白斑等)引起,应选择大示标,以减少误差。c. 眼睑遮盖:老年人皮肤松弛或上睑下垂,使上睑遮盖瞳孔上方,造成上方视野缺损。d. 瞳孔大小:长期使用毛果芸香碱(匹罗卡品)的病人,因瞳孔过小,会造成视野缺损,影响视野检查结果的准确性。这类病人在视野检查前,应停药 2~3 天,以利瞳孔恢复正常大小。e. 眼镜镜框的遮挡也可以造成视野缺损。做检查时应选择无框或窄框的眼镜,并且框架越接近眼球越好。若怀疑是镜架所致的视野缺损,可移去镜架重复检查。只有在校正了以上这些因素后,才有可能获得准确的视野检查结果。

青光眼是怎样改变视野的

视功能改变,特别是视野缺损,是青光眼诊断和病情评估的重要指标。典型的早期视野缺损,表现为孤立的旁中心暗点,暗点多在 5~25 度范围内,生理盲点的上、下方。随病情进展,旁中心暗点逐渐扩大和加深,多个暗点相互融合并向鼻侧扩展,绕过注视中心形成弓形暗点,出现鼻侧阶梯。旁中心周边视野也呈向心性缩小,并与旁中心区缺损汇合成像限型或偏盲型的缺损。发展到晚期,仅残存中央部管状视野和颞侧周边部的视野残存,即颞侧视岛。采用计算机自动视野计做光阈值定量检查,可发现较早期的青光眼视野改变,如弥散性或局限性光阈值增高、阈值波动增大等。

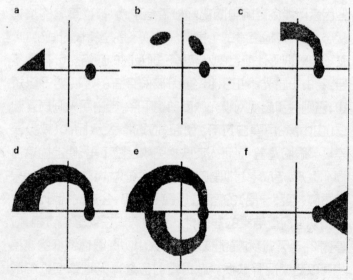

青光眼性视野缺损:a. 鼻侧阶梯 b. 旁中心暗点
c. d. 弓形暗点 e. 环形暗点 f. 颞侧楔形缺损
(摘自 The Glaucoma Book:A Practical, Evidence–Based Approach to Patient Care)

青光眼视野缺损是怎样形成的

要搞清楚青光眼为什么会出现视野缺损,应对视网膜神经纤维束的分布状态、位置及其在视乳头上的部位有所了解。一至数个杆细胞连接于一个视网膜神经节细胞,而一个锥细胞只连接于一个神经节细胞上,节细胞的轴突(即视网膜神经纤维)在视网膜、视乳头经视神经达外侧膝状体的整个行程中,在以上各处均有其确定的位置。来自上方视网膜的神经纤维分布在上部的视乳头;来自下方视网膜的神经纤维分布在视乳头的下部。在视网膜的水平径线处无交叉的神经纤维,仅在颞侧视网膜处有一水平分界。当眼压升高至出现视野缺损时,由于在视乳头处的一组神经纤维受损而引起。如同心脏切断了某一肢体的供血一样,该肢体呈缺血状态,逐渐变性坏死,而其相邻区仍然正常。可表现为一条或数条等视线在鼻侧水平子午线处上、下错位,呈阶梯状视野缺损,即鼻侧阶梯。又因为围绕黄斑区的神经纤维呈弓形,所以在视野中可形成弓形缺损。来自黄斑区的神经纤维,在进入视乳头的颞侧区,虽也略呈弧形,但该束神经纤维对高眼压的损害具有很大的抵抗力。这就是青光眼晚期一直能保持中心视力即管状视野的缘故。

超声波检查对青光眼诊断有价值吗

1956 年,眼科领域开始应用超声波,首先用于玻璃体视网膜疾病的探查。近年来,超声波检查在青光眼诊断方面有很大的发展。超声波有3型。A型:向球内发出定向的超声波束,超声波遇到眼内不同的组织,会有不同的回声。超声探头接受回声,荧光示波屏上显示出来,从而可以测定不同组织界面的距离。B型:间隔组织的超声回声信号,以亮点和线的形式表现出来。M型:可以测定血管的搏动、晶状体调节的变化。彩色多普勒观察血流的多少,用以检查视神经是否有供血障碍。它有以下用途:a.测定眼轴:正确测出前房深度、晶状体厚度、视轴长度,以查明是否有青光眼发作的解剖因素存在。b.可以对青光眼的视乳头凹陷进行追踪观察。对晶状体表面向前移位进行各种超声波测定。通过对晶状体厚度、直径、弯曲度以及睫状体的关系的测定,对恶性青光眼的病因进行探讨。c.对于眼内肿瘤引起的继发性青光眼,由于白内障等屈光间质混浊,不能从眼底镜下直接观察,而B超检查对眼内肿瘤或眶内占位性病变的诊断有很大的帮助。

超声生物显微镜(UBM)检查有哪些作用

眼前节的解剖结构与各型青光眼的发病原因有密切的关系。因此,在青光眼的临床诊治中对于确切了解眼前节组织形态及正常数值非常重要。但现有的一些仪器无法对眼前节的解剖结构作出精确评价,使得实际临床出现的许多复杂情况无法明确解释,相当程度地限制了现代青光眼的诊治水平。超声生物显微镜是利用高频超声波对活体人眼前节的解剖组织结构及生理功能,在静态或动态下进行全面检查及定量测量并可记录出一种新的影像学检查方法。这一技术在20世纪90年代初已用于对眼前节组织进行详细的测量,并在眼前节疾病的诊断及其应用范围进行了广泛的研究。目前认为超声生物显微镜作为青光眼的检查手段,既安全方便又定位准确。它的主要用途如下:a.青光眼术前检查前房角的形态观察、前后房深度测量,周边虹膜形态观察、虹膜厚度、虹膜与晶体的关系,睫状体及睫状突的形态、位置、晶状体与睫状突的关系,晶状体悬韧带的形态等。b.青光眼术后观察前后房深度的变化、前房角的变化、滤过泡的观察、滤过口的测量等。c.青光眼术后并发症的观察,如脉络膜上腔液体量、脉络膜脱离的范围、晶状体与睫状突的关系、睫状体的形态及青光眼联合人工晶体植入术后观察人工晶体在囊袋内的位置或在睫状沟的位置等。因此,超声生物显微镜对青光眼发病机制的探讨、手术适应证的选择、术后并发症的观察及手术后长期监测都是很有价值的。

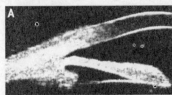
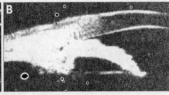

超声生物显微镜检查:正常房角(A)和房角关闭(B)

(摘自 The Glaucoma Book: A Practical, Evidence-Based Approach to Patient Care)

怎样检查视网膜
神经纤维层缺损

视网膜神经纤维层缺损可以在青光眼早期出现,这种视网膜神经纤维层缺损的退行性改变是细微的,但是可以用检眼镜观察出来,并且可以用眼底照相机拍摄,尤其是用无赤光线可以看得更清楚。一般分为两种类型:

① 局限性萎缩:在上下弓形纤维束中有暗淡的裂隙或沟,位于距视乳头 3 毫米范围以内,常伸展到视乳头附近(正常眼视网膜神经纤维层缺损分开,常在距视乳头 1.5 毫米以外)。弓形裂隙可很窄,但常为多条,使视网膜神经纤维层缺损萎缩成扇形或呈梳发样外观,先是细梳发样,后为稀疏梳发样。较宽的沟形或弓状、楔形缺损,其色调较附近视网膜稍暗。如楔形很宽,常易被忽略,用立体镜观察,此处变薄。由极早期梳发样改变,进展到缺损,大致需要 4~10 年。光学显微镜检查,缺损部分视网膜神经纤维层缺损明显变薄,严重者可消失。

② 弥散性萎缩:弥散性变薄,较难确定,尤其是在早期,血管的光反射变得更明显,并使正常情况下被其上面视网膜神经纤维层缺损所遮盖的小血管暴露出来。

什么是激光扫描检眼镜

激光扫描检眼镜是 20 世纪 70 年代首先由波士顿 Scheoens 研究所研制,它克服了直接和间接检眼镜具有的一个共同弱点:需要强光照明,通常达到视网膜耐受的 10%~100%,这在正常眼或许能够接受,对于病理性眼球却可能造成眼球的永久性损伤,是眼科疾病诊断方面又一新进展。激光扫描检眼镜应用一束聚焦的、暗的激光束(亮度不足间接检眼镜的1/1 000)扫描眼底,每次一个点,反射光由光检测器接收放大,一点一点地获得眼底点图形,再通过电子计算机进行数字合成,形成监视器图像的电子束与扫描视网膜的激光束同步,从而获得清晰的视网膜结构图像。监视器图像上的每一点与视网膜上的每一点相对应,建立点对点的高质量的视网膜连续动态影像,每秒可形成

15 帧,通常是直径 1 毫米的瞳孔中央区域,为入射光束通道;其余直径可达 8 毫米的瞳孔区域,为反射光通道。可观察视网膜、视盘的图像。这项技术可使眼科医生精确得到眼底不同区域的地形图。

什么是激光共焦扫描检眼镜

激光共焦扫描检眼镜采用单色氢蓝激光（波长 488 纳米）,易被神经纤维本身反射,且不受外层组织影响（因易被色素上皮和脉络膜吸收）,减少了干扰。共焦允许视网膜不同层次的分层,排除了来自非聚焦平面的偏振光和散射光,提高了图像对比度和轴性分辨率,是目前进行视网膜神经纤维评价的理想方法。甚至可以观察激光光凝瘢痕、视网膜色素上皮异常、视盘筛板孔等细微结构。同时其照明不再依赖可见光谱,克服了色彩的干涉偏差;因红外光在视网膜上反射比较强,从而允许更低的照明,且穿透力强,可以像观察视网膜一样观察脉络膜图像,甚至能通过混浊的介质,提供视网膜血管、视盘、黄斑等的更多的细节。它的优点:a. 操作简便。b. 无须散瞳。c. 无须接触（角膜）操作。d. 曝光量极低。e. 得到高质量的视网膜及相关结构局部地形图。f. 得到高精度与重复性的三维眼底结构检测。

病人怎样进行激光 共焦扫描检查

采用激光共焦扫描检眼镜进行检查与传统照相过程十分相似,但对病人更加快捷方便,病人定位和相机调节仅需几分钟,获取三维图像仅需 1.6 秒,在 1 分钟内可得到所有结果：a. 眼底局部地形图的实时测量，获得数字化图像。b. 获取眼底局部解剖参数值，如视杯面积、体积、平均及最大凹陷深度，凹陷形状等。c. 打印三维图像。之后在几分钟内可与病人以前的图像进行定性比较分析。帮助医生快速诊断病情及确定进一步检查方案，使病人得到及时治疗。

激光共焦扫描检查有哪些作用

　　激光共焦扫描检眼镜通过一系列窄层幅的共焦层面处理获得的三维图像，用于测量青光眼视乳头视盘、视杯的大小、深度、筛板及视网膜神经纤维层等，它能更清晰地显示视乳头的筛孔大小。视网膜神经纤维层表现为以下4种形态：a. 正常神经纤维：呈银色反光条纹，相当规则或完整的单丝起源于盘沿，可在所有视网膜层次上渐离视盘，可以分辨颞侧纤维、黄斑乳头纤维和鼻侧纤维，血管埋于纤维层之中。b. 裂隙状缺损：正常条纹可见度下降或丧失，导致更暗的聚焦面，起于盘沿（最宽为第1级分支静脉），呈弓状弯向周边部。c. 楔状缺损：正常条纹可见度下降或丧失导致更暗的焦面，其面比第1级分支静脉宽，起于盘沿，呈弓状到达周边部。d. 弥散缺损：神经纤维弥散性总体性稀疏、模糊，与明显突出的赤裸的血管壁对比非常明显。

做电生理检查有价值吗

　　当青光眼发作或屈光间质混浊时，看不到眼底视网膜及视神经的全部情况，但是，又必须对眼底状况有一个初步了解，以帮助正确地制订手术方案，这样才能正确地判断手术后的视力及恢复情况。一般在手术前可以做图形视网膜电流图（P－ERG）及视觉诱发电位（VEP）检查，用于评价视神经及视网膜功能的状况。对于青光眼，其损害部位在视网膜内层组织，它可引起神经节细胞的破坏及神经纤维的变性等。图形视网膜电流图起源于神经节细胞，可以反应视网膜内层的功能，当青光眼眼底视神经及视网膜有病变时，其波幅减弱或消失。此项检查比较敏感，有一定的临床价值。视觉诱发电位起源于视网膜黄斑区，在临床上主要以检查后极部的视神经及黄斑的功能为主。当视神经有损伤时，可出现视觉诱发电位反应延迟，甚至波形分裂、消失等。因此，电生理检查可以间接了解视网膜及视神经的功能，以估计手术预后。

做角膜内皮显微镜检查有哪些临床意义

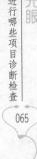

通过角膜内皮显微镜检查，可以将手术前角膜内皮作为常规检查，以详细了解术前角膜内皮细胞功能。正常角膜内皮形态：成人的角膜内皮细胞为单层扁六角形，因手术中机械性损伤极易脱落。正常内皮细胞呈六角形、大小相等、分布规则，它的内皮细胞形态随年龄而有差异。内皮细胞计数在个体中存在较大的差异。年轻人细胞计数在2 500~4 500/平方毫米，老年人可在1 500~2 750/平方毫米之间。在青光眼急性发作时，可以引起不同程度的角膜内皮损伤。眼压高引起的房水动力改变，造成房水循环障碍，导致缺氧、代谢毒性产物聚积、房水内营养物质减少等。不仅影响内皮细胞的主动运输功能，而且造成内皮细胞不可逆转的损伤。当内皮细胞因种种因素受到影响时，其修

复主要由附近健康细胞的扩展和移行来完成。但此种修复功能必须在内皮细胞功能代偿的临界值以上,一般为300~500/平方毫米。行青光眼联合其他手术前,检查发现内皮细胞密度明显减少,必须采取一定的预防措施,并与病人及其家属交待清楚,手术后有角膜失代偿、视力不提高的可能。目前,随着显微手术及手术中黏弹性物质的应用及手术技巧的提高,使手术操作对角膜内皮的损伤大大减少。

青光眼检查有哪些新进展

近年来视觉生理学、光学、神经学科的迅速发展和电子计算机的应用,为青光眼的早期诊断和病情监测,提供了有效手段。

a. 应用眼底照相技术:拍摄视网膜图像,观察视网膜神经纤维层的改变,结合盘沿面积的测量,是诊断青光眼较可靠的方法,如激光共焦扫描眼底镜、无赤光眼底照相。b. 视野检查方面:出现了许多新型视野计,除静态视野计种类在不断增加外,检查程序也不断扩充、完善,提高了青光眼的发现率,还可以自动储存视野检查结果和进行各种复杂的运算与统计分析,使视野检查更加精确、快速和便于追踪观察。c. 电生理检查:用来判断青光眼视神经及视网膜受损害程度,视诱发电位 VEP 检查;在单侧青光眼检查出现反应时间延长,早于眼底和视野的改变,有助于青光眼的早期发现。d. 新型眼压计的应用:压平眼压计、电脑眼压计等。e. 光学相干断层扫描技术(光学相干层析技术,简称 OCT),类似超声,以光代替超声。可分析视网膜、视神经纤维缺损范围及程度。OCT,可检测房角宽窄及开闭程度。f. 超生生物显微镜(UBM):用途同 OCT。

青光眼病人
应掌握
哪些基础医学知识

姓名 Name ＿＿＿＿＿＿　性别 Sex ＿＿＿　年龄 Age ＿＿＿＿＿

住址 Address ＿＿＿＿＿＿＿＿＿＿＿＿＿＿＿＿＿＿＿＿＿

电话 Tel ＿＿＿＿＿＿＿＿＿＿＿＿＿＿＿＿＿＿＿＿＿＿＿

住院号 Hospitalization Number ＿＿＿＿＿＿＿＿＿＿＿＿＿

X 线号 X-ray Number ＿＿＿＿＿＿＿＿＿＿＿＿＿＿＿＿＿

CT 或 MRI 号 CT or MRI Number ＿＿＿＿＿＿＿＿＿＿＿

药物过敏史 History of Drug Allergy ＿＿＿＿＿＿＿＿＿＿

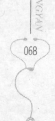

青光眼是一种怎样的眼病

青光眼是指眼内压力间断或持续升高的一种眼病。眼内压力升高可因其病因的不同有各种不同的临床表现。持续的高眼压可给眼球各部分组织和视功能带来损害,造成视力下降和视野缩小。如不及时治疗,视野可以全部丧失甚至失明。故青光眼是致盲的主要病种之一。随着人们对青光眼认识的不断加深和眼科检查技术的不断深入,各种不同类型的青光眼有其不同的特征。青光眼的一般定义为:青光眼是由于病理性高眼压即眼球内的压力(眼压)超过了眼球内部组织,特别是视神经所能承受的限度,引起视神经损害和视野缺损,最终影响视功能并可导致失明的一组眼病。若不及时治疗,将导致视功能永久性丧失。

对青光眼为何要有正确的认识

青光眼是一类非常严重的致盲性眼病,我国原发性青光眼的患病率为0.21%~1.75%,40岁以上的人群患病率为1.4%。从一般意义上来说,它的发病随着年龄的增长而增加。因此,青光眼应属于老年性疾病。随着沙眼和其他感染性眼病逐渐被控制,以及我国人口平均寿命延长,青光眼已成为我国当前主要致盲眼病之一。据调查,我国目前至少有500万青光眼病人,其中79万人双目失明。青光眼这一疾病的严重性在于病人一旦发生失明,视力再也不能恢复,因为视神经受到的损害是一种不可逆性的改变。并且这种疾病的发生往往累及双眼,尽管双眼发病可有先后,但最终双眼视力丧失的结果是一样的。另一个严重性在于,青光眼是终身性疾病,像糖尿病、高血压一样,如果不治疗,会向坏的方向不断进展,直至最后失明。即使在短期内用手术或药物控制病情,仍然需要长期随访、治疗。尽管如此,如果对该病能早期诊断、早期治疗,也就是说,在视神经受到损害之前早期发现和治疗,就能防止和延缓青光眼病程的发展,绝大多数人能终身保持有用的视功能,避免青光眼所导致的盲目。遗憾的是,许多人对青光眼的危害知之甚少,即使患病也不积极进行治疗,延误了最佳治疗时机。

患了青光眼会有哪些严重危害

青光眼是最常见的致盲性疾病之一,以病理性眼压升高、视神经萎缩和视野缺损为特征。多数情况下,视神经损害的原因主要是高眼压,也有少数病人发生在正常眼压的情况下,称为正常眼压性青光眼。青光眼的临床特征多样化,最重要的危害是视功能损害,表现为视力下降和视野缺损。视力下降的根本原因是急性眼压升高,高眼压初期角膜内皮不能将角膜内的水分正常排出,结果发生角膜上皮水肿而影响视力。急性持续高眼压,可使视力降至光感,这是因为很高的眼压严重影响了视细胞的血供和代谢。慢性高眼压及持续高眼压后期可造成视神经病变,导致视野缺损。青光眼性视神经病变是多因素造成的,最主要的原因是机械压迫和视盘缺血。很高的眼内压迫使巩膜筛板向后膨隆,通过筛板的视神经纤维受到挤压和牵拉,阻断了视神经纤维的轴浆流,高眼压同时引起视盘缺血,加重了视神经纤维的损伤,最终导致视神经病变。由于视野缺损的产生具有隐匿性和渐进性,特别是原发性开角型青光眼,早期临床表现不明显或没有特异性,不易发觉。一旦发现视力下降就诊时,往往已是病程晚期,此时视野缺损严重,且不可恢复。因此,应强调青光眼早期发现,及时治疗。

患了青光眼怎么办

学会与青光眼共存,是对付青光眼的最好方式。这类病人往往有以下几种情况:a. 一部分人尽管关心,同时也可以轻松地面对这一事实,但不能坚持治疗。b. 另一部分人害怕和绝望,不能接受自己患了青光眼这一事实,担心医药费难以承受,或不久的将来会失明等问题,过分担心,不能调节自己的情绪,以致影响睡眠等,造成其他严重的身心疾病。正确的观点是在医生的监控和指导下进行有规律、合理的复查和治疗,调整好自己的情绪和心理方面的问题,学会与青光眼共存。早期诊断和终身治疗可以预防视功能进一步损害。大多数青光眼病人可以通过药物和手术治疗得到控制。全世界的青光眼专家都在寻找青光眼的病因及其更有效的治疗方法。

眼球有哪些结构组织

了解眼睛的结构是理解青光眼的第一步。眼球外层由角膜和巩膜组成。角膜透明如表盖玻璃,有利于光线进入眼内;巩膜为瓷白色不透明的坚韧的纤维膜,对整个眼球起到保护和维持形态的作用。中层为血管膜,由虹膜、睫状体和脉络膜组成,含有丰富的血管和色素,颜色像紫葡萄,所以又叫作色素膜和葡萄膜,对眼球起到营养和"暗箱"成像的作用。虹膜中央有一个圆孔,称为瞳孔,它通过光线的收缩和舒张,控制进入眼内的光线。内层是视网膜。视网膜上有许多感光细胞,具有感光功能。在眼内还有房水、晶状体、玻璃体,均为无色透明,有利于光线通过。眼球就像一架精制的照相机,它有光圈(瞳孔)、镜头(晶状体)、暗箱(脉络膜)和底片(视网膜),能拍摄外界美好的景物。

何谓前房角

虹膜将眼房分为前房和后房,里面充满了房水。前房的前界为角膜的后面,后界为虹膜和瞳孔区晶状体的前面,内含房水约0.2毫升。后房为虹膜后面、睫状体前端、晶状体悬韧带和晶状体的前面的环形间隙,内含房水0.06毫升。前房中央深,周边渐浅,最周边部称为前房角。也就是说前房角是由角膜内面和虹膜前面构成的夹角,内有许多重要结构,如小梁网(网状组织)和施莱姆(Schlemm)管等,是房水流出眼外的主要通道。如果由于前房角解剖结构异常造成前房角狭窄、小梁网和施莱姆管阻塞或结构破坏,房水排出功能发生异常,即眼内房水不能顺利排出,将引起眼内压升高。

眼底有哪些重要组织结构

眼底的组织结构肉眼不能看到,必须通过检眼镜观察看到以下几个结构。

① 视网膜:为一层透明的膜,具有感光功能。外层为色素上皮层,内层为感光层。感光层内有视细胞,一种是锥

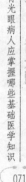

细胞,主要集中在黄斑区,负责颜色及明亮环境下的视觉;另一种是杆细胞,分布在除黄斑中心凹以外的视网膜,越靠近周边部越多,负责暗环境下的视觉,如杆细胞发生障碍,则产生夜盲,即夜间不能看到任何物体。色素上皮层内有许多黑色素,起到"暗箱"成像的作用。

② 视乳头:也称视盘,位于视网膜内面中央偏鼻侧有一境界清楚的淡红色圆形区,是视网膜的神经纤维汇集而成的视神经穿出眼球内的部位,也是视网膜中央动静脉进出眼球的必经之路。中央稍偏颞侧成漏斗状凹陷,称为生理性凹陷。生理性凹陷的大小用杯盘比(C/D)表示,即生理性凹陷的直径与视乳头直径之比,一般人群中杯盘比小于0.3。

③ 黄斑:位于视盘偏颞侧,因该区死后不久变黄而得名。该区中央有一小凹为中心凹,是视力最敏锐处。黄斑区无血管,此区色素上皮含较多色素。在检眼镜下颜色较暗,中心凹处可见反光点,称为中心凹反射。

∽ 何谓视神经 ∽

视神经是中枢神经系统的一部分,能将视网膜信息传入大脑形成图像。视神经从眼球内视盘开始至视交叉为止,全长 42~47 毫米,按其部位又可分为球内段、眶内段、管内段、颅内段 4 段。眼内段从视乳头开始,是由视网膜神经节细胞发出的轴突汇集而成神经纤维穿过巩膜筛板部分,长约 1 毫米。眶内段长约 30 毫米,呈"S"型弯曲,以利于眼球转动。管内段即视神经通过颅骨视神经管的部分,长 6~10 毫米,此处鞘膜与骨膜紧密粘连,以固定视神经。颅内段即视神经通过颅骨视神经管后进入颅内到达视交叉前脚的部分,长约10毫米。视神经内充满脑脊液,并有血管行于其中,供应整个视网膜的营养。正是由于视神经有一定的弯曲度,使它能在受到外伤时,起到一定的缓冲和保护作用。

眼睛是怎样看清外界物体的

眼睛是最重要的感觉器官,约90%以上的外界信息是通过视觉通道输入的。眼球本身是看不到东西的,它只是把物体图像通过视神经(传真)送至大脑,在大脑才产生"看见"的感觉。整个眼球结构就像照相机一样。当光线通过角膜、晶状体即"镜头"进入眼内,通过瞳孔的舒缩即"光圈"调节进入眼内的光线,晶状体将光线聚焦在眼后部的视网膜即"底片"上。视网膜上有许多感光细胞,能将光能转变成化学能,最后通过视觉纤维汇集至视神经穿出眼球,向大脑视觉中枢传递产生视觉。其中任何一个环节出现问题,都会导致视功能障碍。

眼睛为什么能看清
远近的物体

这是因为眼睛具有调节功能。参与调节的眼内结构有虹膜、瞳孔、晶状体和睫状体。虹膜中央的瞳孔,好比照相机的光圈一样,随着外界光线的强弱,瞳孔缩小或扩大,以调节进入眼内的光线,保证视网膜成像清晰。瞳孔正常为2.5~4毫米大小,如果瞳孔小于2毫米或大于6毫米,则为异常。睫状体前面与虹膜相连,后与脉络膜相连,围绕晶状体的四周呈环状。它藏在巩膜里面,从眼睛外面是看不见

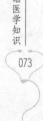

的。它的主要功能是产生房水和起调节进入眼内的光线的作用。晶状体是一个双凸面的透明体,在虹膜后面,直径9~10毫米。有许多叫悬韧带的细丝悬挂在睫状体上。晶状体悬韧带是一种有弹性的组织,随着睫状体肌肉的收缩或放松,可以使晶状体变凸,就像照相机的镜头一样可以调节焦点,使远近的物体看得清楚。当看近物时,睫状体肌肉的收缩,牵拉晶状体悬韧带,使晶状体变凸,尤其是晶状体前表面凸起,这样会使后房间隙变窄,同时虹膜与晶状体的接触面也会变大,即虹膜晶状体隔前移,前房会相对变浅。了解这一点,对理解青光眼的发病是很有帮助的。

视力和视功能是一回事吗

　　视力和视功能是两个容易混淆的概念。一般所说的视力是指中心视力,简称视力,是指眼底黄斑区中心凹的视力的敏锐度,分为远、近视力。通常用国际标准视力表检查,5米以外的视力称为远视力,距离30厘米阅读时的视力称为近视力;不戴眼镜所测得的视力称裸眼视力,用镜片、隐形眼镜矫正的视力称矫正视力。凡初诊病人都应该常规做这些视力检查。周边视力指的是中心视力以外的视力,它反映黄斑区中心凹以外的视网膜功能。周边视力正常与否是以视野范围的大小为依据的。视力好坏直接影响人的劳动和生活能力,是分析病情的重要依据。视力低于0.3者读写困难,低于0.1者许多劳动不能参加。现世界卫生组织规定低于0.05为盲。视功能是形觉、光觉和色觉的统称,而视力是指其中的形觉功能,即眼睛能够分辨物体的形态、大小及精细结构的最大能力。也就是说,有正常视力者不一定视功能正常。

何谓视野和视野缺损

当人们向正前方注视一个目标的时候除了所能见到的目标外,还能感觉到该目标周围一定空间范围内的其他景物,这就是视野。这主要是视网膜周围(即视网膜黄斑中心凹以外)部分的功能,又称为周围视力,只能看到外界物体的轮廓。视野检查不仅用于鉴定劳动能力,同时也是诊断和监测眼科和中枢神经系统疾病的重要方法。正常单眼视野范围是颞侧约90度、下方约70度、鼻侧约60度、上方约55度。用不同大小、不同颜色的视标检查同一眼睛,所得视野范围不同。常用者为3毫米的白色视标,其正常范围为白、蓝、红、绿色视野依次递减10度左右。视野范围正常有赖于视网膜上视细胞的正常工作。视网膜上某一部分的视细胞损坏后,相应部分的视野就会缩小,称这个缩小的范围为视野缺损。世界卫生组织规定,视野小于10度者,即使中央视力正常也属于盲。

何谓生理盲点和病理性暗点

在正常生理情况下,每一个人都有一个自己察觉不到的视野缺损,叫作生理盲点。它的形成是由于在视神经穿出眼球的起始点,即视神经乳头处,没有感光视细胞,是视盘投射在视野上的所表现出的一个暗点,因而这部分视网膜没有视觉。它的中心位于固视点颞侧15.5度水平线下1.5毫米处,呈椭圆形,大小为垂直径7.5毫米±2毫米,横径5.5毫米±2毫米。在视野范围内除生理盲点外出现

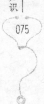

任何不能看见的区域称为暗点，即病理性暗点。完全看不见视标的暗点，称为绝对性暗点。虽能看见但感到较暗或辨色困难的暗点，称为相对性暗点。病理性暗点又可分为阳性（实性）和阴性（虚性）两种，前者被检查者自己可以感觉到，常为视网膜外层疾病引起；后者需在检查时才可发现，常因视路疾病所致。

正常眼压是恒定不变的吗

能维持正常视功能的眼压称为正常眼压。眼压是眼内压的简称，指的是眼球内容物作用于眼球内壁的压力。尽管在一天的不同时间内，一个人的眼压可以有轻微的变化，但总是处在一个正常的安全范围内波动。眼内压过高，对眼内组织压力过大，组织中血流不畅，会引起组织萎缩变性，影响眼的视觉功能；眼压过低，又会使眼球塌陷变形。我国正常人群中的眼压值是 1.33～2.79 千帕，平均为2.13 千帕。正常情况下，眼压常有轻微波动，双眼也可稍有差异，但双眼眼压差异不应大于 0.67 千帕，24 小时内眼压波动范围不应大于 1.06 千帕。

眼压高就是患了青光眼吗

不是。正常人的生理眼压值为 1.33～2.79 千帕，但绝不能机械地把小于 1.33 千帕和大于 2.79 千帕都认为是青光眼。每个人眼球的视神经对眼压的耐受力不同，有些眼球眼压高于 2.79 千帕，可产生视乳头和视野损害成为真正的青光眼；有些眼压虽高出正常值却不产生视乳头及视野损害，称为高眼压症；另一些病人有青光眼性视乳头损害和视野缺损,但眼压却在正常值范围以内,称为正常眼压性青光眼或称低眼压性青光眼。这种能引起视乳头损害和视野缺损的眼压,称为病理性眼压。高眼压并不都是青光眼,正常眼压也不能排除青光眼。眼压升高是引起视神经、视野损害的重要因素。眼压越高,对眼的危险性越大,但眼压升高不是唯一因素。认识正常眼压及病理眼压对青光眼的诊断和治疗都有一定意义。

为什么眼压升高会出现视野缺损

视神经是眼球向大脑传递信息的高速公路,是连接眼球和大脑的枢纽,内有许多血管供应视网膜营养。视神经穿过眼球壁唯一的巩膜筛板处,是眼球壁最薄弱的地方。由于筛板组织的软弱,抵抗不了升高的眼压,向眼球外扩展,压迫视神经。视神经受到长期高眼压的压迫,可造成视神经不可逆性的损害。同时,视神经内的血管受压,视网膜血供减少甚至突然中断,使视网膜缺血、缺氧、功能障碍,从而出现相应的视野缺损。

什么是房水

房水是一种透明的液体,充满于眼内的前房和后房,总量 0.15~0.30 毫升。房水的主要成分是水,占 98.75%,还含有少量的氯化物、蛋白质、维生素 C、尿素及无机盐等。酸碱度(pH)为 7.3~7.5,呈弱碱性。房水对于眼球具有十分重要的作用,可以维持适当的眼内压,保持眼球的形态和功能,特别是角膜的形态和功能。房水对于眼内组织,特别是无血管的角膜和晶状体，具有重要的代谢功能，能对这些眼的结构提供营养物质，排除代谢产物。

哪些原因会引发眼内压升高

在正常情况下，房水不断产生和排出，生理性眼压的稳定性，主要有赖于房水生成量与排出量的动态平衡。睫状体就像眼内的小水龙头，不断地产生房水，房水产生后进入后房，从后房经过瞳孔进入前房，再从前房角的小梁网入施莱姆管，最后从房水静脉入睫状前静脉回到血液循环。另外，还有少部分房水经虹膜表面被吸收并进入脉络膜上腔排出。这就是房水循环的途径。房水在流出的通路上会遇到多处的阻力，主要的阻力位于前房角，此处的阻力占整个阻力的3/4。正是由于这些阻力，房水才以一定的速度缓慢流出，这样就能维持一定的眼压，并向邻近组织输送营养，同时将代谢产物排出。如果房水的排出系统出现某种病理改变，使房水排出阻力增大，会使眼内房水积聚过多、眼压升高，最终导致青光眼。治疗青光眼也就是采用各种方法，使房水生成和排出重新恢复平衡，以达到降压的目的。

哪些人的眼压高于一般人群

眼压是相对稳定、不是恒定不变的，房水生成、房水流出和眼球壁硬度等因素均可影响眼压的变动。有以下因素人的眼压易偏高：a.家族史：有青光眼家族史者的眼压偏高。b.年龄：40岁以上者的眼压偏高。c.性别：40岁以前男女眼压无明显差别，40岁以上女性的眼压比同龄男性偏高。d.眼球壁的硬度：硬度大者眼压偏高，反之眼压偏低。e.肥胖：个体的眼内压变化随着体重的增加而增加。f.民族：黑种人的眼压高于白种人，亚非人高于欧美人。属以上人群者应引起重视，经常去医院监测眼压的动态变化。

血压升高眼压也会升高吗

是的。高血压与高眼压是有一定关联的。眼压变化随心脏收缩、舒张而变化，与人的心血管节律相一致，收缩期眼压略高于舒张期。所以，血压升高，眼压也可随之升高，其增高的值约为血压增高值的1/10。青光眼病人若同时患有高血压，应注意及时控制升高的血压，即需两病同时治疗，并保持其相对平衡。但是血压也不宜下降太多、太快。若血压下降较多，而眼压未被控制，视乳头的灌注压更低，视力将迅速减退，视野也会相应缩小，更容易加重青光眼的病情。

哪些因素会直接
影响眼压的改变

影响眼压变化的因素除心血管节律外，还受到许多因素的影响：a.眼球受压：瞬目、眼睑紧闭和眼外肌的紧张。收缩可使眼压升高，幅度可达0.27~1.33千帕，受压解除后，眼压即可恢复正常。但持续对眼球加压，如眼部手术时的局部麻醉，眼压将会降低。b.体位：当从站立位或坐位改变为仰卧位时，眼压会升高0.27~0.40千帕。从仰卧位恢复到坐位或立位，眼压降低。c.呼吸：吸气时眼压低，呼气时眼压高，一呼一吸，眼压可相差0.27~0.67千帕。d.昼夜波动:在昼夜24小时最常见的是早晨眼压高,晚间眼压低,但也有相反或其他情况。e.月经周期:月经前和月经期眼压稍有增高。f.其他:诸如气温、季节、精神情绪等均可对眼压有一定的影响。

医生对青光眼病人
会进行
哪些诊断治疗

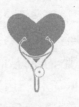

姓名 Name _____ 性别 Sex _____ 年龄 Age _____

住址 Address _____

电话 Tel _____

住院号 Hospitalization Number _____

X 线号 X-ray Number _____

CT 或 MRI 号 CT or MRI Number _____

药物过敏史 History of Drug Allergy _____

患了青光眼能治愈吗

青光眼的治愈,是以有效控制病情不再发展为治疗目的的。一般说来,青光眼的病情只能被控制,是不能被彻底治愈的。如果病人初次就诊时,视功能已经受到明显损害,即使眼压得到良好控制,也不可能再恢复正常。青光眼一旦确诊,就需要经常的、终生的护理,不停地观察和治疗以控制眼内压,从而保护视神经,防止视功能继续损害。目前,眼药水、口服药物、激光手术和显微手术在长期控制眼压方面是相当有效的。许多人认为,通过药物或手术可将高眼压控制在安全范围内,青光眼就算是治愈了。事实上,即使在药物或手术治疗已成功地控制了眼压后,青光眼仅仅是得到了控制,它仍未得到治愈,仍需定期到医院,请有经验的眼科医生进行常规检查。通过早期发现,及时进行合理的治疗,如果能将眼压控制在理想范围,绝大多数病人可以在有生之年保持良好的视功能。

青光眼能够预防吗

首先只有了解青光眼,才能更好地预防青光眼。预防青光眼可以从以下方面着手:

① 了解自己是否属于具有发生青光眼的危险因素,这些因素包括解剖、性别、年龄、遗传与屈光等方面。在前面已详细叙述,如妇女月经期的眼压比平时低,这是因为性腺分泌与眼压有关;月经期与妊娠期因血中雌激素和孕酮含量增高,可使眼压下降。当闭经及绝经期,眼压往往偏高,常可由精神上不良刺激等因素诱发眼压升高导致青光眼。

为了预防青光眼的发生,这些有发病倾向的人,必须排除一切可能增高眼压的有害因素。

② 避免精神上的过分紧张、不安的情绪。情绪波动是青光眼最主要的诱发因素,多数情况下的急、慢性发病,与过分忧虑、抑郁、惊恐、暴怒等不稳定因素有关,所以必须要在情绪上自我调节,保持心情安定,乐观豁达,胸怀宽阔。万一遇到不愉快的事,也要想得开,精神保持稳定。

③ 有些药物如阿托品一类的滴眼剂滴眼,会使眼压升高,阿托品、颠茄等内服药可以止痛,服后也能散大瞳孔,诱发眼压升高。这些药物有青光眼的人不能用,有危险因素的也不能自己随便用,必须在医生指导下应用。

总之,预防青光眼要从多方面着眼,对有青光眼危险因素的人,更有必要定期做眼部健康检查,配合医疗,加强预防。一旦发现,务必积极治疗。

为何男女老少
都要预防青光眼

青光眼分为开角型和闭角型两种。在我国,闭角型青光眼更为多见,50~70岁的中老年人易患此病,并且这类病人多有远视眼。闭角型青光眼症状一般比较明显,病人由于眼压急剧上升,可感到眼胀、眼痛、头痛,甚至恶心呕吐,视力下降,看灯光时可以见到像彩虹一样的光环,双眼充血,眼球坚硬如石。有这种情况需要马上去医院采取降低眼压措施,以保护视功能。开角型青光眼的发病比较隐匿,多见于青少年,很多病人眼球外观正常,没有明显自觉症状,偶有眼胀等不适,不易早期发现,常到晚期发生了视神经萎缩和视野缩小时才确诊。开角型青光眼的危害更大。在日常生活中，如果发现有眼胀痛、鼻根部酸胀等感觉，特别是在暗处较明显时，就应到医院检查。40岁以上的人群进行常规体检时，也应做一下眼压和眼底检查。有青光眼家族史的人群患病危险性比普通人群高，也应该进行相关的检查。另外，发生在婴幼儿的青光眼更是不容忽视，这是与先天发育有关的开角型青光眼。如果新生儿或婴幼儿眼球看上去比正常孩子大，而且经常出现畏光、流泪、户外不爱睁眼等情况，不要想当然地认为自己的孩子还小，不会得。青光眼老少都应预防。

病人怎样与青光眼共存

患了青光眼后应采取积极的态度，仍可以继续享受生活，要学会与青光眼共存。首先要有规律地用药，注意眼睛的异常变化，照顾好自己，这都是实用的、合理的方法。其次要配合眼科医生处理青光眼方面的问题。要适应经常进行眼睛的检查，每日用药和可能需要进行眼部手术。同时青光眼病人还要面对另一个重要方面，即患了慢性疾病后的情绪和心理方面的问题。一些人对青光眼所知甚少，错误地认为一定会导致失明。其实只要能控制病情，仍能继续日常生活及长期的计划。适应青光眼的过程中，还要教给朋友和亲属一些青光眼的知识，让他们了解青光眼发生发展规律，帮助病人处理治疗过程中的身体和情绪问题。作为青光眼病人，应学会与其他人交流。特别是在开始时，与其他人交谈对你将有所帮助。有时与信任的人或其他青光眼病人交谈后，忧虑会有所减轻。不要让青光眼限制你的生活。在青光眼被诊断之后，仍可以继续正在进行的工作，作出新的计划，开始新的生活。同时完全可以相信，医疗机构会不断有更好的治疗青光眼的方法。

怎样进行有效的青光眼
复查和治疗

大多数青光眼病人可以通过药物和手术治疗得到控制。当然,规律合理的复查和有效的治疗也是非常关键的。靶眼压是指通过治疗获得一个稳定的眼压范围的水平,使青光眼病人能够保持视神经损害的进展、能够最大限度地延缓,甚至停止的目标眼压值。每个人的靶眼压并不相同,所以确定个体靶眼压是青光眼复查和治疗的关键。根据欧洲青光眼指南的流程,靶眼压确定的流程是:首先根据视功能损害进展的快慢,确定一个靶眼压;然后每隔3～12月(半年为佳)随访复查;如果疾病继续进展,再次确定一个新的靶眼压,调整治疗方案,开始继续每隔半年的随访复查;如果疾病稳定或静止,则按照原先确立的靶眼压和治疗方案,继续每隔半年的随访复查;如果随访复查过程中视功能损害再次出现进展,则需要重新调整靶眼压和治疗方案,开始继续每隔半年的随访复查。青光眼的随访复查时间最佳的间隔时间是半年。当然,这个最佳随访间隔有一个前提,就是眼压水平能够控制在靶眼压范围内。另外,青光眼的治疗方案不是一成不变的,需要根据每个人不同时期的靶眼压进行适时的调整。

日常生活预防青光眼
有哪些要点

1. 五要

① 坚持体育锻炼:体育锻炼能使血流加快,眼底淤血

减少,房水循环畅通,眼压降低。但不宜做倒立,以免眼压升高。

② 保持良好的睡眠:睡眠不安和失眠,容易引起眼压升高,诱发青光眼,老年人睡前要洗脚、喝牛奶,帮助入睡,必要时服催眠药,尤其是眼压较高的人,更要睡好觉。

③ 保持愉快的情绪:生气和着急以及精神受刺激,很容易使眼压升高,引起青光眼。平时要保持愉快的情绪,不要生气和着急,更不要为家务琐事焦虑不安。

④ 多吃蜂蜜及其他利水的食物:蜂蜜属于高渗剂,口服蜂蜜后,血液中的渗透压就会升高,能把眼内多余的水分吸收到血液中,从而降低眼压。除此以外,西瓜、冬瓜、红小豆也有利水降压的作用,老年人适当多吃些,对身体大有好处。

⑤ 主动检查:老年人每年要量一次眼压,尤其是高血压病人。有白内障、虹膜炎也要及早治疗,以免引起继发性青光眼。常摸自己的眼球、看灯光:青光眼的特点是眼球发硬,看灯光有虹圈,发现后及早治疗。

2. 五不要

① 不要暴饮暴食:暴饮暴食大吃大喝,都会使眼压升高,诱发青光眼。老年人要"饭吃八分饱",不吸烟,不喝酒,不喝咖啡,不喝浓茶,不吃辛辣及有刺激性的食物。

② 不在光线暗的环境中工作或娱乐:在暗室工作的人,每1~2小时要走出暗室或适当开灯照明。情绪易激动的人,要少看电影,看电视时也要在电视机旁开小灯照明。

③ 避免过劳:不管是体力劳动还是脑力劳动,身体过度劳累后易使眼压波动,所以要注意生活规律,劳逸结合,避免过劳。

④ 避免生气、着急、情绪激动。

⑤ 防止便秘:便秘的人大便时,常有眼压增高的现象,

要养成定时大便的习惯,并多吃蔬菜、水果。

用眼过度会诱发青光眼吗

长时间阅读,由于调节过度,睫状体过分疲劳、紧张,使睫状体将虹膜根部向前推移致房角阻塞。同时低头俯卧时,晶状体位置前移,压迫虹膜背面,加重瞳孔阻滞。另外,在暗室停留时间过长(如看电影、电视、冲洗或放大照片)、局部或全身应用抗胆碱药物,如全身或眼部点用阿托品,导致瞳孔扩大,于是虹膜根部拥挤于前房角,可使房角暂时关闭。上述这些情绪、气候及疲劳等可以是单一因素,也可以是综合因素作用的结果,它可使有危险因素的老年人的房水排出阻力增大,引起眼压升高。青光眼病人首先应了解这些诱因,才能更好地避免由此引起的青光眼发作。

患了青光眼会遗传吗

无论是闭角型或开角型青光眼都与遗传有关。闭角型青光眼为多基因遗传病,如果病人的兄弟姐妹中有32%的前房角是窄角,其中有6%会发生青光眼。有家族史的人患病率高于无家族史的6倍。开角型青光眼也属多基因遗传病,基因遗传发病占整个发生人数的13%~47%,青光眼亲属的发病率为3.5%~16%。美国亚利桑那大学研究员最新研究发现,青光眼患病根源与变异蛋白和变异基因有关。这种被称为"米欧西林"的蛋白存在于与液体流出有关的眼睛部分,它是保持眼球内压力的关键。研究表明,"米欧西林"蛋白似乎控制了眼睛细胞结合的紧密程度,细胞的结合像门一样,控制着液体在眼球内的渗透,青光眼病人的眼睛细胞结合过于紧密。此外,遗传性青光眼病人的"米欧西林"蛋白形态上有缺陷。如果父母或祖辈中有患青光眼者,应提高警惕,早期检查。

情绪与青光眼有关系吗

人们可能遇到某人在极度兴奋或过度悲伤后双目失明,这种情况多数是由青光眼所致。青光眼发病,与精神因素有很大关系,这些人多在性格方面有一定的缺陷。如性格内向,平时默默寡言,抑郁多疑,遇到不顺心的事闷在肚里;另有些人性格急躁,容易激惹,遇到不如意的事大发雷霆;还有些人过于苛求自己,凡事要求尽善尽美,无论是工作、生活都希望完美无缺,对周围的事物不能容忍。当他们精神上受到异常刺激、精神疲劳、情绪剧烈波动时,就会发生急性青光眼。青光眼发生的原因是外界刺激及精神因素改变了机体内环境平衡的稳定性,使大脑中枢神经专门调节眼压的眼压中枢,即大脑中枢神经血管神经调节中枢发生故障,特别是脉络膜组织充血,睫状体水肿,眼内充血水肿严重时将虹膜根部推向前房,使前房角狭窄,对具有青光眼危险因素的人来说,会促使眼压急剧升高从而发生急性青光眼。青光眼病人首先应了解情绪不良易引起青光眼发作,其次应学会尽量控制自己的情绪,尽量避免或减少青光眼发作。

为什么气候也会诱发
青光眼发病

除了精神因素可使眼压升高外,气候变化也可诱发青光眼,所以青光眼还被称为"典型的气象病"。这些人常在气候突然变化的季节,或季节转换期间、寒流经过等发病。冬季急性青光眼发病率特别高,可能与冬季光线较少,使瞳孔开大有关。还可能是由于大气压突然改变对机体来说是一个紧张因素,气候突然变化使机体内环境的稳定性失去平衡、瞳孔散大所致。青光眼病人应在季节转换的时候注意保暖、控制情绪,做到防患于未然。

眼睛疼痛就是患了青光眼吗

青光眼是严重危害视力及致失明的眼病,其临床表现之一是眼睛疼痛。有很多病人因为眼睛疼痛到医院就诊,他们常常担心得了青光眼。其实,眼睛痛有许多种,如刺痛、磨痛、眼眶痛或眼球的酸痛、胀痛。造成眼睛疼痛的原因不同,治疗方法也不同。

① 角结膜病变:角结膜因微生物感染、理化因素刺激造成炎症反应时,常有眼睛的刺痛、磨痛,急性期常伴有眼红、眼屎增多、怕光、眼泪增多等。慢性炎症时可仅有轻度的眼刺痛或磨痛,眼睑结膜可有结石形成。这种情况下仅需要针对炎症或并发的睑结石进行治疗即可。

② 视疲劳:这种情况常见于近距离工作时间较长者,例如学生、编辑、作家及长时期操作电脑的人员等。眼痛通常为酸痛、睁不开眼、易流泪,休息后常好转。如果伴有屈光不正(例如远视、散光)、双眼屈光度差别较大、40岁以上的人,眼调节力下降,配戴眼镜不合适更容易出现眼酸痛、疲劳的感觉。这种情况,需要进行准确的验光,配一副合适的眼镜(特别是近距离阅读用的),并注意适当的休息,休息后眼睛的酸痛、疲劳的症状可以逐渐缓解。

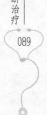

③ 眶上神经痛:为原因不明的神经痛。眶上神经支配上方眼眶及其周围的皮肤,故眼痛常为眼眶及其周围的刺痛,部分可能有眼球的疼痛。这种病的特点是有明显的眶上神经的压痛。治疗可对症处理。以上3种眼疼痛都不是青光眼,因此出现眼睛痛既不要惊慌,也不要掉以轻心,及时到眼科就诊,进行相关的检查,能得到相应的治疗。

青光眼病人能戴角膜接触镜吗

角膜接触镜有很多优点,越来越广泛地被使用。青光眼病人往往有近视、远视、散光等屈光不正同时存在,这些人是不宜戴角膜接触镜的。角膜接触镜需要严格的消毒,储存镜片的盒子会有细菌感染,戴接触镜后会引起眼球充血、炎症、角膜血管翳,甚至角膜溃疡。如果青光眼病人合并感染,会使病情加重。还是戴框架眼镜比较安全。但是作为一种新型的给药方法却是可取的。亲水性的角膜接触镜,浸泡在药液内,药液可以吸入镜内。把该镜放入眼部,让药物逐渐释出,从而提高药效和延长作用时间。目前,用于浸泡毛果云香碱或肾上腺素药液,可以治疗青光眼,但我国目前尚无稳定药液的成品。另外,青光眼晚期形成大疱性角膜炎,戴角膜接触镜后可以改善症状。

青光眼病人应怎样配合医生积极治疗

青光眼的治疗是长期过程,一旦患上青光眼,一辈子要接受治疗,配合医生治疗是治疗青光眼成功的关键。病人应注意自己眼睛的感觉和外观,任何异常变化都应向眼科医生报告。眼睛的变化并不总意味着坏事,但需要让医生知道发生的任何异常变化,如过度刺激感、流泪、视物模糊或痒、眼角有分泌物、暂时的雾视、持续头痛、闪光感或视野内的暗影、夜晚灯光周围的虹视出现的时间和持续的时间。这些症状可能表示药物治疗效果欠佳,或者有轻微的眼部感染,或需要更换用较舒适的药物。出现上述任何症状都应找医生检查,及时进行常规检查。在看病之前,记录有关眼睛、视力或以前用药的有关情况。在看病时要将医生对以上问题的答案记录下来,这样可免去日后再向医生请教,使医生了解你患了青光眼以及正在应用的药物。一些眼科用药会影响身体其他部分,如治疗高血压或皮肤问题的药物,也可能影响青光眼。在开始应用任何药物之前,应让眼科医生确认及询问所用药物是否会影响青光眼。在应用任何含皮质类固醇的药物时应特别小心。综上所述,应切记:a. 有规律地按医嘱应用药物。b. 知道所用的是什么药,怎样最好地应用。c. 坚持有计划、及时常规检查。d. 眼睛或视力有任何变化应及时告知眼科医生。e. 告诉医生你患了青光眼以及你正在用什么药。

青光眼病人用药时 需知道些什么

首先弄清所用的每种药的名字及剂量,并建议在上面做一小标记说明,询问眼科医生滴眼液的最好方法和用药的最合适时间。将所用的每一种药物做一记录:包括药名、剂量大小和每天用药次数。这种记录可帮助病人记住用药的时间和规律性,找出可能的不良反应。这些资料将解释常规用药中的一些疑点。其次有规律地应用药物，用药成为日常生活的一部分。如果忘了滴眼药，一旦想起应马上滴药，不要等到下次用药的时间再用。在眼压已得到控制，或日常生活规律发生改变，如有公事或正在度假，特别容易忘记用药时，应多准备一份药，以防万一将药水或药丸放错地方。如果用药后眼睛或身体其他部位有一些不适，也不必过分担心，可向医生咨询，切不可自行减药或停药。

急性闭角型青光眼病人会有哪些心理特征

急性闭角型青光眼是眼科常见的一种疾病，症状重，视力急剧下降，给病人身心带来了很大痛苦。这类病人可能会有以下心理特征：

① 紧张和恐惧：这是病人最常见的心理状态。由于发病突然、症状重、视力急剧下降，病人害怕失明，对疼痛难于忍受，从而产生紧张和恐惧的心理。

② 忧虑和担心：由于对病情不了解，病人对能否恢复视力十分担心，对以后的生活忧虑重重，心理负担重。

③ 急躁和冲动：这类病人往往性格急躁，情绪容易激动，常与人争吵，大发脾气后引起青光眼急性发作，发病后更加急躁，情绪难以控制。

④ 孤独和寂寞：部分病人发病后会产生孤独寂寞的心理，特别是那些与家人不和或亲人不在身边无人照顾的病人，这种感觉更为明显。

⑤ 悲观和抑郁：一些已经失明的病人，以及治疗效果不佳、症状控制不理想的病人，往往会对治疗丧失信心，产生悲观抑郁的心理。临床上发现，病人过度兴奋与悲伤，情绪激

动,大发脾气,紧张,思想顾虑等不佳心理因素,可引起血管神经调节中枢失调,血管舒缩功能紊乱,毛细血管扩张,血管渗透性增加引起睫状体水肿,向前移位堵塞房角;还可使房水生成过多,后房压力升高,周边虹膜向前膨隆促使房角关闭。这两方面的因素均可导致眼压急剧升高,加重病情。

怎样帮助急性闭角型青光眼病人进行心理调整

急性闭角膜青光眼病人的心理因素对病情影响很大,心理康复对病情的好转非常重要。如何帮助急性闭角型青光眼病人进行心理调整呢?

① 病人家属及医务工作者应与病人建立良好的关系。应多接近病人,尊重病人,认真倾听病人的意见和要求。用丰富的专业知识,解答病人的提问,使病人有安全感、信任感及亲切感。

② 要根据病人的社会职业不同,文化背景不一,对青光眼认识程度不同,以及社会经历、年龄、性别、个性特征的差异等因素,从具体情况出发,掌握病人的心理特点,给予说服、解释,做好思想工作,想方设法解除病人的紧张、恐惧及忧虑心理。

③ 协助、鼓励病人建立良好的心态:要让病人了解到不良心理因素对病情极其有害,使病人学会自我调节,控制情绪,始终处在心情舒畅、生活无忧无虑、心胸开阔以及性格开朗的最佳状态。

④ 关心、体贴病人:要理解病人的痛苦,视病人为亲人,为他们排忧解难。要通过恢复较好的病人情况增强其治病信心,同时做好病人家属工作,使医生、病人及家属密

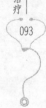

切配合,共同战胜疾病。

⑤ 善于引导病人增强战胜疾病的信心:特别是对双眼失明,处于悲观、消极对抗甚至拒绝治疗的病人,要根据其具体情况和特点,讲述一些盲人的杰出事迹以及顽强战胜病魔的事例,加强疏导,使其树立乐观主义精神,对生活充满信心。

总之保持良好的心态,对急性闭角型青光眼病情的好转能起到积极的促进作用。

患了青光眼需要摘除眼球吗

一般情况下,得了青光眼无须摘除眼球,但以下几种情况要考虑摘除眼球。a. 绝对期青光眼(眼已失明),眼压继续升高导致剧烈头痛、眼痛。b. 由眼球穿通伤引起的继发性青光眼,角巩缘裂伤,伤口有色素组织嵌入或伤口正好在睫状体部位,通过各种治疗炎症一直未能控制,可能会威胁健眼,引起交感性眼炎,如果病眼视力已完全丧失,应该及时摘除伤眼。这些病人眼球功能已经不可能恢复,经常头痛、眼痛,给生活、工作、学习带来困难,外貌也不一定好看,为尽快减轻痛苦,应该摘除病眼。c. 恶性肿瘤引起的继发性青光眼,如小孩的视网膜母细胞瘤,对全身健康甚至生命形成威胁。为了防止转移,应摘除眼球。

治疗原发性闭角型青光眼 需达到怎样的疗效

原发性闭角型青光眼是由于瞳孔阻滞因素,即瞳孔缘与晶状体粘连后阻止房水从后房进入前房,或者其他非瞳孔阻滞因素引起房角关闭,导致眼压升高的一组疾病。有急性与慢性两种类型。两者在临床表现上颇有不同,但其主要的共同原因都是使房角关闭,眼压升高所致。故其治疗目的主要有以下几点:a. 解除瞳孔阻滞及其他导致房角关闭的因素,如晶体膨隆、虹膜膨隆、虹膜高褶等,预防发作性或持续性的眼压升高。b. 重新开放房角。c.降低眼压,预防视神经的进一步损害。

～ 各种青光眼何时治疗最佳 ～

闭角型青光眼和婴幼儿型青光眼,一旦诊断明确,应立即开始治疗。开角型青光眼的视神经损害呈进行性发展或出现病理性凹陷和(或)典型的视野缺损时,也应立即治疗。另外,对于早期开角型青光眼伴有各种危险因素时也应及时进行治疗。这些危险因素包括有青光眼家族史、高度近视史、糖尿病、高血压、动脉硬化、脑卒中(中风)病史、高脂血症、周围血管病等。对于有瞳孔阻滞的闭角型青光眼和婴幼儿型青光眼应以手术治疗为主,药物为辅。对原发性开角型青光眼,通常首选药物治疗,只有在药物治疗失效或不能耐受时,才施行激光或手术治疗。近来也有学者主张,早期病例也行激光或手术治疗。具体方案要视病人的具体情况而定。对于继发性青光眼的治疗,大体与原发性青光眼治疗相似,主要采取病因治疗。

病人眼压控制到
多少才算安全

一般来说,视神经损害和视野缺损越严重,为避免视功能进一步丢失,应将眼压降得越低越好。当视乳头和视野已严重受损,尤其是注视区受到威胁时,需用强有力的治疗使眼压降得很低。那么,是不是眼压降到2.66千帕以下就算正常呢?并非如此。由于每个人的视神经对眼压的耐受不同,每个人的安全眼压也不同。换句话说,某人眼压3.99千帕尚未发生视神经损害和视野缺损,而有人眼压2.00千帕却已发生视神经损害和视野缺损。如果所制订的眼压水平对某个人是正确的,而且眼压可以降至理想或可接受的水平,有可能避免青光眼性损害进展。因此,要对每一个病人制订理想的、可接受的及边缘的眼压水平,不是一个固定的眼压数值。大多数病人,眼压尽可能控制在2.13千帕(16毫米汞柱)以下,以保证视神经和视野不受损害。

怎样治疗正常眼压的青光眼

　　正常眼压青光眼的致病因素复杂,目前尚不了解其确切病因。可能是由于视乳头的组织结构差异,对眼压或缺血特别敏感,容易造成视乳头损害及相应的视野缺损。有些人血压低,尤其是舒张期血压低的发生率较高;有些人常伴有全身病,如血液动力学危象、心脑血管病、偏头痛和十二指肠溃疡等;有些人的血液黏度、血浆黏度、血细胞比容等可能高于正常人等。对正常眼压青光眼的治疗原则是进一步降低眼压,以提高视乳头血管的灌注压和加强视神经的营养。治疗主要是针对病因的药物治疗,如果在药物治疗下视功能损害仍逐渐进展,也可考虑做滤过手术。有报道,药物及激光治疗效果差时,可做滤过手术,不仅可使眼压下降,而且可以延缓或阻止病情进展。

所有高眼压症都需要治疗吗

高眼压症是指眼压超出正常范围,但视乳头和视野正常,前房角是开放的。以往这类病人曾被诊断为"早期青光眼"而给予治疗。但大量临床资料表明,许多高眼压病人仅仅是正常眼压分布曲线的高值,并不是早期开角型青光眼。许多研究证明,高眼压病人中,仅 1/15~1/10 伴有青光眼性视神经损害。对眼压高、无视神经损害的人,在不予治疗的情况下追踪观察 10 年,仅 5%~7% 发生视野缺损。由此可以看出,在高眼压中有一部分早期开角型青光眼,但不是所有的高眼压不进行治疗都会发展成青光眼。如眼压高于2.66 千帕,每半年观察 1 次;眼压高于 3.99 千帕,每 3~4月观察 1 次。观察重点是视乳头及视野有无改变,如发现有早期视神经损害,立即开始积极治疗。目前一般认为,对眼压经常较高(3.99 千帕以上)、视乳头陷凹逐渐扩大或两侧变得不对称,以及合并有糖尿病或有青光眼家族史等应进行治疗;对疾病造成损害的可能性不大,治疗本身可能引起较大损害时,要慎重考虑。

怎样治疗青光眼
睫状体炎综合征

青光眼睫状体炎综合征是一种自限性眼病,药物治疗有效但可再次复发。在发作期间局部应用皮质类固醇,口服吲哚美辛(消炎痛)可以抑制和控制炎症发展。高眼压时需要口服碳酸酐酶抑制剂,一般不用手术治疗。局部滴用或结膜下注射地塞米松或泼尼松龙（强的松龙），可抑制前列腺素的释放，降低房水屏障的通透性。滴用 1% 肾上腺素眼液、0.25%~0.5% 噻吗洛尔（噻吗心安）或 2% 盐酸卡替洛尔（美开朗）、0.5% 左旋丁萘酮心胺（贝他根）、0.25% 盐酸贝他洛尔（贝特舒）等可降低眼压。因缩瞳剂可使血管扩张增加血房水屏障的通透性，应尽量少用或不用。口服吲哚美辛 25~50 毫克，每日 3 次，可以抑制前列腺素的生物合成，还可服用醋氮酰胺降低眼压。如合并原发性开角型青光眼，在急性发作时可集中使用皮质类固醇激素，或非皮质激素类消炎药氟比洛芬钠（欧可芬）以控制炎症，但用药时间不宜过长，皮质类固醇激素可能引起眼压升高。病情缓解后，可用降压药物控制原发性青光眼。若眼压长期不能控制，视功能严重受损，也要考虑手术治疗。

怎样治疗由晶状体疾病引发的青光眼

该病首先可有晶状体位置异常，包括晶状体脱位和晶状体半脱位。此时，晶状体可以压迫房角或刺激睫状体，使眼压升高。晶状体位置异常，常常与眼外伤有关，且伴有房角后退，导致眼压升高。一般可用药物治疗，必要时可摘出晶状体。如果晶状体完全脱入前房，可使眼压骤升，应立即将其摘出。晶状体脱入玻璃状体很少引起青光眼，可暂不处理，但有可能引起晶状体溶解或过敏性色素膜炎。其次，晶状体肿胀时形成白内障的膨胀期，摘除晶状体可解除瞳孔阻滞、治愈青光眼。如果已有周边前粘连，则应做白内障和抗青光眼联合手术。再者，过熟期白内障会发生晶状体溶解性青光眼，最有效的疗法是用药物控制眼压后立即做晶状体摘除术。术后眼压一般可恢复正常，甚至术前光定位不明确者，术后也可获得较好视力。另外，白内障囊外摘除或偶尔见于白内障肿胀期囊膜自发破裂后，可形成晶状体颗粒性青光眼，也称为晶状体皮质残留性青光眼，可用皮质激素和抗青光眼药物，不用缩瞳剂。如眼压不能控制，可做手术冲吸前房内晶状体皮质。

怎样治疗眼外伤引发的青光眼

眼球顿挫伤也会引起继发性青光眼，可滴用皮质类固醇、噻吗洛尔（噻吗心安），必要时服用醋氮酰胺或静脉滴注甘露醇控制眼压。一般高眼压可随前房血液的吸收而缓解，个别病人如眼压过高，超过 7.98 千帕，且控制不满意，或有角膜血染趋势者，需进行前房冲吸，排出积血。房角后退的病人对于局部激素治疗多呈高度反应，即激素治疗后眼压升高更明显，尤其是具有青光眼遗传基因的人，在外伤后更容易发生继发性青光眼，治疗与开角型青光眼相同。对眼球穿通伤，应妥善做好初步处理，使伤口内不嵌顿眼内组织，特别要处理好角巩缘的伤口。对外伤性白内障所致的青光眼应摘出晶状体。总之，应根据引起青光眼的病因酌情处理。

怎样治疗新生血管性青光眼

对新生血管性青光眼的治疗，用房水分泌抑制剂或手术治疗效果均不满意。用缩瞳剂又可使充血及疼痛加重。局部应用皮质激素和阿托品能缓解症状，但不能降低眼压。

如果由于视网膜血管病变及继发性青光眼而已失明者,为解除痛苦可摘除眼球。如尚残存有用视力,强化的冷凝治疗即睫状体冷冻术可使虹膜血管暂时消退。一般不宜行滤过手术,因可引起反复出血。近年来,应用全视网膜激光凝固治疗出血性青光眼取得了一定的疗效。

怎样治疗青光眼合并的先天异常

青光眼常合并的先天异常,治疗方法有:a. Marfan 综合征:如晶状体移位明显,瞳孔无晶状体区较大,可用镜片矫正视力。对于继发性青光眼应根据晶状体移位的情况采取不同措施:晶状体嵌于瞳孔区致瞳孔阻滞者,可先用散瞳剂,如症状不能缓解可做虹膜切除或晶状体摘除术;晶状体脱位于前房者,则摘除之;如伴有房角发育异常,则按婴幼儿型青光眼处理。b. Marchesani 综合征:与马凡士综合征处理相同。c. Sturge – Weber 综合征:可滴用肾上腺素及毛果芸香碱(匹罗卡品)等药物,也可做滤过手术。对于无虹膜和房角发育不全,前者尽可能用药物控制眼压。如药物不能控制眼压,必须手术时,可做小梁切除术;后者治疗与开角型青光眼相同,必要时可做滤过手术。

怎样治疗分泌过多性青光眼

分泌过多性青光眼是一种罕见的开角型青光眼。虽然房水排出功能正常,但因房水生成过多使眼压升高。常发生于 40~60 岁女性,多伴有高血压病,眼压可间歇性升高到 3. 33~4. 66 千帕。由于分泌增多是间歇性的,因此对视

神经的损害很小,病情进展也缓慢。单纯依靠测量眼压不
能诊断该病。必须在眼压升高时做眼压描记,才能发现房
水流畅系数正常,房水生成增多,其他时间做眼压描记则完
全正常。应针对病因,减少房水生成,局部用肾上腺素、噻
吗洛尔(噻吗心安)或口服碳酸酐酶抑制剂常有明显效果。
必要时,可做睫状体透热凝固术或冷冻术,以减少房水生
成。缩瞳剂及滤过手术均不能降低眼压。

患了先天性青光眼能治愈吗

以往人们对婴幼儿性青光眼几乎束手无策,因为婴幼
儿抗拒用药,一般滤过性手术又因婴幼儿旺盛活跃的愈合
反应,最终屡告失败。原发性婴幼儿性青光眼的发病机制
是小梁网发育不良,房角切开术或小梁切开术之所以能将
其治愈也是因为手术。目前,所能采用的主要措施是手术
治疗。约80%的病例可望通过房角切开术或小梁切开术,
切开通透性不够的小梁网控制眼压。Harms(1966年)发
明小梁切开术,他应用双目手术显微镜,从外部进路切开
婴幼儿性青光眼先天通透性不够的小梁网,疗效相当满
意。现代房角切开术可使90%的原发性婴幼儿性青光眼
(单纯小梁网发育不良)病例得以治愈。但是,对于出生
时角膜已扩大或2岁以上的先天性青光眼,房角切开术
效果较差。

治疗青光眼有哪些方案

青光眼的治疗目前可分为药物治疗、手术治疗、激光治
疗3大类。药物治疗有以下3类:a.增加房水流出的药物:

市场上常售的有毛果芸香碱（匹罗卡品）、毒扁豆碱（即依色林）。b. 减少房水生成的药物：常用的醋氮酰胺即属此类。c. 使眼球体积缩小的药物：即常说的高渗剂，例如20％的甘露醇、甘油等。常用的抗青光眼手术可分4大类：a. 疏通眼内原有的排水道：如虹膜切除术。它是治疗原发性闭角型青光眼最早使用的手术方法。b. 建立一个新的眼外排水途径：即常说的滤过手术，有小梁切除术等。c. 建立新的眼内排水途径：如睫状体剥离术。这种手术效果都不肯定，现也不常做。d. 减少房水生成：如睫状体透热术、冷冻术。此种手术也不常做。e. 激光治疗：20世纪70年代初期我国开始将激光用于治疗青光眼。因激光治疗安全有效，不需切开眼球，因此可以避免手术所带来的一系列并发症，且操作简便，在门诊即可进行。目前已成为治疗青光眼的重要手段。但所需设备价格昂贵，限制了它在基层医院应用。医生常用激光虹膜切除术及激光虹膜成形术治疗闭角型青光眼。用激光小梁成形术治疗开角型青光眼。

药物治疗青光眼有哪些原则

青光眼的特征是眼压上升，同时伴有视神经乳头的典型青光眼凹陷及进行性视野缺损。虽然眼压上升不能作为青光眼的唯一诊断标准，但眼压上升是各类青光眼的危险因素，所以青光眼的治疗目标首先是降低眼压。在一般情况下，药物治疗是降低眼压的首选方法。虽然表面看来药物治疗较激光或手术简单得多，但是如果不能很好掌握用药原则，反而会造成医源性不良后果，应引起重视。药物治疗应以最少的药物种类、最低的药物浓度、最少的点药次数、最轻的不良反应，达到眼压控制在理想的水平，视功能不发生进行性损害为原则。

哪些青光眼病人适宜用药物治疗

适宜药物治疗的青光眼有：a. 原发性开角型青光眼。b. 闭角型青光眼急性发作期，暂不适手术者。c. 继发性青光眼的高眼压期。d. 局部或全身手术禁忌的病例。e. 青光眼术后眼压控制不良者。f. 青光眼术后眼压已控制，但视乳头、视野继续恶化者。g. 对于一些正常眼压性青光眼的病例，需提高眼血流和视乳头灌注压者。其中对于一些急性闭角型青光眼病人施行药物治疗的目的，主要是降低眼压，使角膜变清亮，并减少眼内炎症，防止虹膜后黏及周边前粘连，为手术做好准备。开角型青光眼药物治疗的目的主要是根据眼压、视盘、视野的改变，寻找出适宜眼压，以防止其视功能进一步损害。

青光眼药物治疗失败有哪些原因

临床上，常有一些青光眼病人在使用降眼压药过程中，眼压不能控制在正常范围内，出现视野进一步缺损，视乳头进一步损害。其主要原因有：病人在治疗过程中没有及时监护视力及眼压的变化；没按医嘱用药；病人对药物产生耐药性或出现不良反应，自行停药；测出的眼压（例单次测量）未能完全反映全天的眼压波动变化；医生认为"正常"的眼压，而对某一特定的病人来说该眼压水平仍太高，药物治疗未能阻止病程发展，导致药物治疗失败。

局部用药有哪些原则

局部点眼是青光眼药物治疗主要也是首选的方式。局部用药比全身用药安全,不良反应小,方法简便,易被病人接受。局部用药应注意以下问题:a. 药物的选择:应以品种越少越好。凡一种药物可以控制好眼压者,不用两种药。b. 低浓度可控制眼压者,不需用高浓度。c. 在药物作用可维持的时间内,使用药物的次数越少越好。如每天 2 次点药可控制眼压时,则不用 3 次。将药物的不良反应减少到最低限度。d. 不良反应多表现于局部症状,如刺痛、局部充血、瞳孔大小的变化,调节作用的影响等。若不良反应为一过性者,只要效果好,可继续用药。若不良反应不能耐受者,应停止用药。因此,一旦青光眼的诊断成立后,滴眼液是青光眼的第一道防线,能阻止或延缓疾病的进展。同时,滴眼液的效力很大,如果正确使用,能把眼内压降低到控制或延缓青光眼视野进展的程度,但是它也有一些不良反应,应引起足够的重视。

滴眼剂降眼压有哪些原理

滴眼剂可分为以下几类:

① 作用于睫状肌的药物:一类是胆碱能类制剂的药物,这类药物类似于乙酰胆碱,该物质是一种神经递质,在神经冲动的传导中起一定的作用。胆碱能类药物与乙酰胆碱一样,能促使睫状肌收缩,小梁网展开,房水顺利流出。毛果芸香碱(匹罗卡品)和氨甲酰胆碱属于这类药物,因为能缩瞳,又称为缩瞳药。另一类是抗胆碱酯酶药,它通过阻止乙酰胆

碱的降解起作用,体内过多的乙酰胆碱存留,会刺激神经末梢,使睫状肌紧张。异氟磷(Floroprly)属于这类药物。

② 作用于睫状体的药物:通过作用于睫状体细胞来控制睫状体运动,减少眼内房水产生,降低眼压。一类为激动剂,此类药物与受体结合可使细胞活动增强或减弱,如肾上腺素类药物、酒石酸溴莫尼定(阿法根);另一类为拮抗剂,该类药物与受体结合,可阻止受体与机体的化学物质反应,使一系列生物学变化不再发生,如噻吗洛尔(噻吗心安)、倍他洛尔、左旋丁萘酮心胺(贝他根)。

③ 减少房水流量的药物:碳酸酐酶抑制剂可抑制房水产生过程中所需的一种酶,从而减少睫状体生成房水的量。如 Trusopt,为乙酰唑胺(Diamox)类药物的滴眼剂,是 Dorzolamide 的溶液形式,目前,国内尚无类似药物。

④ 巩膜-葡萄膜通路药物:一种新的前列腺素衍生物 Latanprost,如拉坦前列腺素(适利达)眼液。它能调节流经虹膜的房水量,从而增加房水从巩膜-葡萄膜通路排出眼外。

治疗青光眼有哪些药物

局部使用的治疗青光眼的药物主要分为 5 大类:a. α_2-肾上腺素受体激动剂,代表药物有 0.2%酒石酸溴莫尼定(阿法根)。b. β-受体阻滞剂,代表药物为 0.5%噻吗洛尔(噻吗心安)。c. 碳酸酐酶抑制剂,代表药物为 1%布林左胺(派立明)。d. 前列腺素类似物,代表药物有 0.005%拉坦前列腺素(适利达)、0.004%曲伏前列腺素(苏为坦)、0.03%贝美前列腺素(卢美根)。e. 拟副交感神经药(缩瞳剂),代表药物有 1%毛果芸香碱(匹罗卡品)。缩瞳剂是专门治疗闭角型青光眼的药物。它是急性闭角型青光眼的首选药物,而且在治疗早期要频繁点药。慢性期可以通过虹膜激光根切术减少甚至停止使用缩瞳剂。其余 4 类药物主要是通过各种途径降低眼压,避免长期高眼压造成视神经的损害。是治疗原发性开角型青光眼的一线药物,也可以治疗慢性闭角型青光眼、正常眼压性青光眼、高眼压症等。4 类药物在降眼压的效果方面存在很大的差异,3 种前列腺素类似物的降眼压效果最好,其次是 β–受体阻滞剂,然后是 α_2 肾上腺素受体激动剂,局部单独使用碳酸酐酶抑制剂的降眼压效果最差。当然,4 类药物的价格也有很大差异,β–受体阻滞剂最便宜,α_2 肾上腺素受体激动剂、碳酸酐酶抑制剂两者的价格居中,前列腺素类似物的价格最贵。另外,4 类药物都有自身比较特异的不良反应,前列腺素类似物最主要的不良反应是结膜充血引起的眼红(拉坦前列素小于曲伏前列素小于比马前列素,3 种药物依次递增),β–受体阻滞剂可能会引起心率减慢。因此,在医生指导下合理使用降眼压药物是治疗青光眼的关键。

怎样选择治疗青光眼的药物

选择降眼压药物有一定的原则:首先选择单用一种一线药物,可以是 α_2–肾上腺素受体激动剂、β–受体阻滞剂、碳酸酐酶抑制剂、前列腺素类似物 4 类中的一种。如果无效、禁忌或有无法忍受的不良反应,则选择另一种一线药物;如果所有一线药物都无效、禁忌或有无法忍受,可以选择二线药物,比如肾上腺素能药、胆碱能药、胍乙啶等;如果药物有效,则继续使用。如果选择的药物降眼压有效,可以考虑联合另一种药物(一般选择不同类型的一线药物)。目前,联合用药比较多用的组合是:酒石酸溴莫尼定(阿法

根)+0.5%噻吗洛尔(噻吗心安)、布林左胺(派立明)+
0.5%噻吗洛尔(噻吗心安)、拉坦前列腺素(适利达)+
0.5%噻吗洛尔(噻吗心安)、曲伏前列腺素(苏为坦)+
0.5%噻吗洛尔(噻吗心安)、贝美前列腺素(卢美根)+
0.5%噻吗洛尔(噻吗心安)。青光眼的药物治疗还有其他
一些注意事项:一种药物目前有效不等于永远有效,因此,
千万注意要定期随访复查眼压。另外,最好半年检查一次
视野和 OCT 等,了解视神经损害进展情况。

毛果芸香碱(匹罗卡品) 治疗青光眼有哪些疗效

　　毛果芸香碱(pilocapine)又称匹罗卡品,属拟胆碱能药
物,应用于眼科已有100多年历史,最早是南美土著人从毛
果芸香类植物中提取,用以发汗的草药,以后被欧洲医生所
采用。它能促使睫状肌收缩,缩小瞳孔,促进房水流出眼
外。1877 年,发现它有降眼压作用,开始用于青光眼治疗。
迄今仍为一些类型青光眼的基本治疗药物,更是闭角型青
光眼有效的首选药物。缩瞳剂使瞳孔括约肌收缩,虹膜向
中心拉紧,减少虹膜组织在房角组织中的堆积,牵拉周边的
虹膜使之离开小梁,使房水顺利流经小梁进入施累姆管,眼
压下降。在继发性青光眼中也可由于睫状肌收缩,压迫前
睫状血管使前部的血管充盈减低,使眼压下降。在开角型
青光眼是通过刺激睫状肌,使止于睫状突纵向睫状肌纤维
收缩,使巩膜突向后移动,牵拉小梁使小梁网的间隙加大,
从而改善房水流畅系数,使房水顺利流经小梁排出眼外,使
眼压下降。另外,缩瞳剂还能扩张眼内血管,加强局部循
环。此作用是使青光眼术后眼压控制在正常范围,视功能

继续恶化的病例也有实际应用价值。

怎样正确使用毛果芸香碱（匹罗卡品）滴眼液

　　临床上，常用毛果芸香碱（匹罗卡品）的硝酸盐，因其既易溶于水又溶于脂，故局部点药后，角膜通透性极好，药物的利用度高。毛果芸香碱（匹罗卡品）眼液常用的浓度为 1%~2%，增加浓度可增加药效，但超过 4% 再增加浓度，降压作用并不加强。一般点药后 10~15 分钟开始缩瞳，1 小时眼压明显下降，可持续 4~8 小时，每天点药 2~6 次。闭角型青光眼急性发作期，可频点毛果芸香碱（匹罗卡品）眼液，每 10 分钟一次，同时联合其他药物，并观察眼压及视力、瞳孔变化。当瞳孔缩小后即应减少点药次数，并决定下一步治疗方案。对闭角型青光眼临床前期的病人，应给予 0.5%~1% 毛果芸香碱（匹罗卡品）眼液，每日 1~2次，以预防急性发作。对开角型和慢性闭角型青光眼，如果单独使用毛果芸香碱（匹罗卡品）眼液时常不能很好控制眼压，临床上常与 0.5% 噻吗洛尔（噻吗心安）或左旋丁萘酮心胺（贝他根）、盐酸卡替洛尔（美开朗）、拉坦前列腺素（适利达）等药合用。它可根据眼压水平决定点药次数，一般每日 2~3 次，每日不超过 6 次。

毛果芸香碱（匹罗卡品）凝胶有哪些优越疗效作用

　　毛果芸香碱（匹罗卡品）凝胶可以延长药物作用时间，在睡前用一次，药效持续 18 小时以上，相当于 4% 毛果芸香碱

（匹罗卡品）水溶液。其缺点是夜间或持续到早晨的视物模糊,可能是由于油膏或强的缩瞳及近视作用,其药效是否可持续24小时尚有疑问,故睡前用药以前应测量眼压。常可出现角膜浅层混浊,但不会影响视力。国外还有一种长效毛果芸香碱(匹罗卡品)药物,毛果芸香碱(匹罗卡品)膜控释放系统放在结膜囊内,可按一定的药物释放速度持续供药。其优点是每周更换1次,病人易于配合,引起的缩瞳及近视较轻,在全天内可较好地控制限压。如果能够耐受,并且可以掌握放入和取出技术,这是一种较好的用药方法,避免了每日点药的烦恼。但是对于老年人自己操作尚有一定困难。

使用缩瞳剂眼部会有哪些不良反应

临床上,往往有的病人在使用缩瞳剂后眼部会有这样或那样的不舒服。常见的眼部不良反应有以下几种:a. 由于睫状肌痉挛和缩瞳作用,产生视物模糊、调节性近视、眼周围及眉弓部疼痛甚至头痛。此种不良反应多见于年轻人及核性白内障病人。用此类药时,一般从低浓度开始,双眼病情相似时,先从一只眼做治疗观察,用药前告诉病人用药的目的、方法、常见的不良反应。当病人充分了解治疗意义时,多可耐受。b. 缩瞳剂可使晶体前移,厚度增加,前房变浅,诱发或加重房角关闭,使闭角型青光眼急性发作。在用缩瞳药后应做前房角镜检查,估价房角宽窄情况。对房角很窄、球形晶体病人应慎用或禁用。c. 睫状肌收缩牵引视网膜,可引起网膜裂孔或脱离。用药前应做周边眼底检查,若发现视网膜玻璃体病变、网脱史、高度近视、无晶体眼者,应选用其他降眼压药。d. 长期使用缩瞳剂,使瞳孔发生永久性缩小,发生粘连;瞳孔开大肌变性张力丧失。对长期用药的病例,每半年至少散瞳一次,以预防发生瞳孔后粘连。e. 扩张眼内血管,术中易致前房出血,术后易致前房延缓形成。因此,对拟手术的病例,术前应停药数日。此外,长期用药可致角膜带状变性,并可以出现过敏反应,测眼压易出现误差等。

使用缩瞳剂全身会有哪些不良反应

缩瞳剂过量用药可出现头痛、眶上神经痛、出汗、流泪、恶心、呕吐、腹泻、支气管痉挛、肺水肿、尿潴留、心率减慢,严重者可出现呼吸中枢抑制等毒蕈碱样作用。原因为局部频繁滴药,眼液经结膜囊血管或泪小管通过鼻咽黏膜吸收引起。若出现的中毒症状轻,停药后即可恢复正常。若症状重,需用阿托品来对抗。应采取正确的点眼方法,点眼后必须压迫泪囊3~5分钟,防止全身吸收。急性闭角型青光眼病人点药后瞳孔已缩小,眼压已下降出现恶心呕吐时,应考虑药物中毒的可能性。

瞳孔缩得越小,降压效果越好吗

这是临床上常见的一个错误观点。有些窄房角的病人用强缩瞳剂尤其是频繁点用毛果芸香碱(匹罗卡品),可引起原发性闭角型青光眼急性大发作。瞳孔缩小时,虹膜与晶状体接触更大且相贴更紧,便产生瞳孔阻滞。同时瞳孔缩小可引起虹膜和睫状体的血管扩张、睫状体收缩、晶状体韧带松弛、晶状体向前移位等因素均可加重瞳孔阻滞,使后房的房水不能正常流入前房,继而导致房角关闭,眼压居高不下,病人头痛、眼痛难忍。因此,缩瞳时应观察眼压及视力、瞳孔变化。当瞳孔缩小后即应减少点药次数,同时联合其他药物,并决定下一步治疗方案。

哪些青光眼病人 不宜使用缩瞳剂

由于缩瞳剂会引起局部或全身的不适,缩瞳剂禁用于以下眼部疾病:睫状环阻滞性闭角型青光眼(恶性青光眼)、眼部感染性炎症和对此类药物过敏者。另外,对于有慢性阻塞性肺气肿、肺心病、消化道溃疡、帕金森病、心动过缓、高血压、周边视网膜变性、高度近视、视网膜上有裂孔或脱离史、晶体膨隆、前房浅者应慎用缩瞳剂,以防加重病情。

β-肾上腺素能受体阻滞剂 有哪些治疗作用

β-肾上腺素能受体阻滞剂是 20 世纪 60 年代初期发展起来治疗心血管系统疾病的药物,主要用于治疗心绞痛、心律失常、高血压、肥大性心肌梗死等。β_1-受体的效应主要在于心脏,它可使心脏收缩力加强,心率和传导加快,故而阻滞 β_1-受体可引起心动过缓、血压下降、晕厥等。β_2-受体的效应主要在于使支气管及血管的平滑肌扩张,因此阻滞 β_2-受体可引起支气管痉挛、哮喘以及血管收缩。有关点眼制剂有多种,可以获得不同降眼压效果,其不良反应轻重程度不同,其中有几种已被淘汰,有的在不断地开拓中。非选择性 β-受体阻断剂可阻断 β_1-受体

及 β_2 -受体。所以,对有心动过缓、心脏传导阻滞或支气管哮喘及呼吸道阻塞性疾病者不宜用,0.25%~0.5% 噻吗洛尔(噻吗心安)、1%~2% 盐酸卡替洛尔(美开朗)、0.5% 普萘洛尔(心得安)、0.5% 左旋丁萘酮心胺(贝他根)眼液属于此类。选择性 β_1 -受体阻断剂仅有 β_1 -受体阻断作用,无 β_2 -受体阻断作用,所以可用于哮喘病人,但仍能引起心跳减慢,0.25% 贝他洛尔(倍他心安)眼液属于该类。医生和病人选择药物时应注意。

专家诊治 青光眼
ZHUANJIA ZHENZHI QINGGUANGYAN
112

β-受体阻滞剂有哪些特性

β-受体阻断剂疗效好,不影响瞳孔大小及调节功能,作用时间长,明显降压作用可维持 24 小时,每日只需滴 1~2 次,在临床上广泛应用。它具有以下共同特性:a. 局部点药可使眼内压明显下降。b. 降眼压作用长效,一般可持续 12~24 小时,通常只需每日点药 2 次。c. 不引起睫状肌痉挛和瞳孔大小变化。d. 主要抑制房水生成量,降低眼压。e. 不良反应观察,表现为 β-受体效应器的功能受抑制。主要是对心血管系统和呼吸系统的影响。临床表现为心动迟缓、脉率减慢、血压下降、晕厥、支气管痉挛、哮喘发作。对眼部的不良反应有局部刺激症状、充血、角膜感觉迟钝、过敏性结膜炎、点状角膜炎等。f. 联合用药可使眼压进一步下降。g. 长期使用药物有耐药性出现。

噻吗洛尔(噻吗心安)降眼压有哪些特点

噻吗洛尔(噻吗心安)是非选择性的 β-受体阻断剂,

它通过直接阻断睫状突中的 β_2 – 受体,抑制环磷酸腺苷(cAMP)的生成,从而减少房水生成,降低眼内压。它有以下特点:a. 部分病人首次应用噻吗洛尔(噻吗心安)时,常要滴药 3~4 周之后,才可获得平稳的眼压下降,约可降眼压 0.8 千帕。b. 用药半年之后,暂停使用噻吗洛尔(噻吗心安),可有持续性的降眼压效应,可维持 2 周左右。c. 部分青光眼病人会对噻吗洛尔(噻吗心安)产生耐受性,短期用药可表现为在用药的最初数天内,降眼压效力有所下降,但仍低于治疗前的眼压水平。1~3 周后,才恢复原来的降压效力。长期用药可表现为用药 3 个月至 1 年内,有些病人对噻吗洛尔(噻吗心安)的反应性会逐渐下降,眼压有所上升,但在停药一段时间之后,又可重新恢复对噻吗洛尔(噻吗心安)的敏感性,再用药又可取得显著效果。此种现象称为短期"脱逸"现象和长期"漂移"现象。d. 在睡眠中无降眼压作用。即睡前滴用不减少房水生成。因为睡眠中房水生成量最少,故噻吗洛尔(噻吗心安)抑制房水生成的作用就不明显。主张 1 天 1 次滴用时,应选择在早晨。1天 2 次滴用时,应选择在早晨和傍晚,如早 8:00 时和晚20:00 时,不要在睡前滴用。

哪些人不宜使用噻吗洛尔 (噻吗心安)眼药水

噻吗洛尔(噻吗心安)自 1978 年在临床上应用以来,因其降眼压维持时间较长,每天只需滴用 1~2 次,且无缩瞳、调节痉挛引起的视物模糊及眉弓痛等不适,颇受病人欢迎,并增加了病人的用药依从性。但需要引起重视的是,该药有潜在的全身严重不良反应,特别是对心血管系统(β_1 –

受体）和呼吸系统（β_2-受体）有潜在的不良反应。对于下列病人禁用噻吗洛尔（噻吗心安）眼药水来降眼压：a. 有支气管哮喘病史者或者支气管哮喘正在发作者。b. 严重慢性阻塞性肺气肿病人。c. 心动过缓，测脉搏每分钟小于 55 次或有 I 度房室传导阻滞者。d. 严重心衰。e. 小孩和婴儿（特别是 1 岁以内的婴幼儿），即使 1 滴眼药液也可引起严重的不良反应，甚至引起死亡。

左旋丁萘酮心胺（贝他根）滴眼液有哪些治疗作用

左旋丁萘酮心胺（贝他根）滴眼液，是美国 Allergen 公司 1979 年研究出一种新的 β-肾上腺素能受体阻滞剂，对 β_1-和 β_2-受体具有同样的作用。无细胞膜稳定性，故无明显局部麻醉作用，不影响角膜的敏感性。因此，对角膜、结膜可以起湿润作用，可提高对眼部的舒适感和病人对此药的耐受性。降眼压作用机制与噻吗洛尔（噻吗心安）相似，有减少房水生成作用，是一种高效的预防、治疗青光眼及高眼压症的降眼压药物。对正常人来说，最大降眼压幅度大于 0. 03 千帕（2. 5 毫米汞柱），对高眼压者最大降眼压幅度可大于 1. 3 千帕（10 毫米汞柱）。与噻吗洛尔（噻吗心安）相比，两者均在用药后 1 小时发挥作用，降压作用可持续 24 小时，最大降压效应发生在用药后 2~4 小时。最大降压效果略大于噻吗洛尔（噻吗心安）。长期用药未发现耐药现象。左旋丁萘酮心胺（贝他根）滴眼液除了有降低眼内压的效应外，尚有增加视神经血流灌注压的作用，这将能更好地营养视神经，保护视功能。特别是对那些低眼压性青光眼和白天眼压控制良好、夜间或凌晨眼压高、血压低的青光眼病人，其临床意义更大。同时它对血压、脉搏的影响与用药前比较，也无明显改变。

左旋丁萘酮心胺（贝他根）滴眼液有哪些不良反应

左旋丁萘酮心胺（贝他根）眼液的不良反应与噻吗洛尔（噻吗心安）相比，已减少了很多。尽管如此，仍有以下不良反应：a. 0.5％左旋丁萘酮心胺（贝他根）眼液含有聚乙烯乙醇成分，更接近人眼的正常泪液，具有正常泪液的黏稠度和渗透压，其不会减少泪液及降低角膜敏感性。但有些较敏感者，也可出现局部烧灼感。b. 对全身心血管系统的影响：在开始用药后心率可稍有减慢，但继续用药无进一步心率减慢趋势。因此，对心率的影响长期使用无累积性效应，在临床应用时，对于有心率减慢的老年人应密切观察。实验证明，对有呼吸道疾患的老年人使用是比较安全的。

盐酸卡替洛尔（美开朗）滴眼液有哪些治疗作用

盐酸卡替洛尔（美开朗）滴眼液，是非选择性 β－受体阻滞剂，同时具有内在的拟交感刺激作用，无细胞膜稳定作用，即无局部麻醉作用，不影响角膜的敏感性。局部应用可以使眼内压明显下降。正常人用 1％或 2％盐酸卡替洛尔（美开朗）滴眼，最大降眼压幅度为 0.67 千帕，对高眼压者最大降眼压幅度可至 1.2 千帕。其最大降眼压作用可于点药后 1 小时出现，降压作用可持续 24 小时，降眼压作用稳

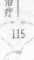

定持久。它独特的内在的拟交感刺激作用，可以有较弱的 β － 受体刺激效应，因此不易引起过度的心率抑制，而导致心率减慢、脉缓现象。对支气管平滑肌影响可能较少，不易诱发支气管痉挛、哮喘发作；也不易因血管收缩导致末梢循环障碍。显示对心血管系统的不良反应较少发生。降眼压作用机制，主要是抑制房水的生成，不影响房水流出率。不良反应主要为敏感者可发生眼部刺痛、雾视、结膜充血等；少数人可出现头痛、眩晕、脉缓等全身反应。对于有不易控制的心功能不全、哮喘、支气管痉挛及对该药过敏者均应禁用。对患有窦性心动过缓、房室传导阻滞、心源性休克、不易控制的糖尿病等也应慎用。

盐酸贝他洛尔（贝特舒）滴眼液有哪些治疗作用

盐酸贝他洛尔（贝特舒）滴眼液又称贝他洛尔或贝他心安、丙烯心安滴眼液，是选择性 β － 受体阻滞剂，只对 $β_1$ － 受体抑制，对 $β_2$ － 受体无影响。无细胞膜稳定作用，故不影响角膜的敏感性。0.25% 或 0.5% 滴眼液，可与噻吗洛尔（噻吗心安）有相同的降眼压效果。临床选用 0.25% 盐酸贝他洛尔（贝特舒）混悬液，其降眼压效果与 0.5% 盐酸贝他洛尔（贝特舒）眼药水相当，持续时间相同，而且感觉更舒适。点药后 30 分钟起效，2 小时可达最大降眼压效果，降眼压作用可持续 12 小时。长期应用眼压持续稳定。该药有钙离子拮抗活性，直接使血管扩张，从而解除了血管痉挛，减少血管阻力，增加血液循环，改善大脑及视乳头血流灌注。对于青光眼病人，可以预防和减轻视野缺损。青光眼与高血压同时存在时，以应用此类药物为宜。对有哮喘和呼吸阻塞的病人也可使用。局部应用除了明显降眼压作用外,还可使搏动性眼血流量保持稳定,从而可改善眼的血液供应,维持视功能。另外,这类药物可以改变睫状体上皮细胞的通透性,抑制或减少房水分泌。与其他 β－受体阻滞剂联合使用,如噻吗洛尔(噻吗心安)等,其不良反应可以相加,在临床应用时应注意。

～ 肾上腺素有降眼压疗效吗 ～

肾上腺素对眼的作用是多方面的,可同时兴奋 α－肾上腺素能受体及 β－受体。兴奋 β－受体可减少房水生成,兴奋 α－受体可增加房水排出。它还可以影响房水流动、小梁网外流、巩膜、脉络膜外流,来增加房水排出。1%～2%肾上腺素,每日用1～2次,对调节功能无影响,但它可以引起瞳孔散大,通过扩大瞳孔来对抗毛果芸香碱(匹罗卡品)等药物的缩瞳作用。另外,它收缩血管,减少巩膜表面的充血。肾上腺素有以下不良反应:a. 久用可在结膜、角膜、泪道等处出现色素沉着,并可引起黄斑水肿、上皮角化及眼部刺激症状等。b. 高血压病人用后易引起血压升高、心律不齐等症状。c. 禁用于闭角型青光眼及无晶体性青光眼,因无晶体眼应用后更易起黄斑病变。d. 球后注射后偶可引起暂时失明。

酒石酸溴莫尼定(阿法根) 滴眼液有哪些治疗作用

酒石酸溴莫尼定(阿法根)滴眼液,即 0.2%酒石酸溴莫尼定(Brimonidine)滴眼液,是一种相对选择性的 $α_2$－肾

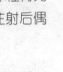

上腺素能受体激动剂。它具有双重作用机制：可有效地减少房水生成，又增加巩膜－葡萄膜的外流，是长期稳定降眼压药；独特具有保护视神经作用；高度安全性，对心、肺功能无明显影响，心肺疾病病人使用安全性高。0.2％酒石酸溴莫尼定（阿法根）眼液，每日2次，用药后2小时达到峰值，可降眼压0.53~0.8千帕（4~6毫米汞柱），噻吗洛尔（噻吗心安）可降眼压0.88千帕（6毫米汞柱），降压作用与噻吗洛尔（噻吗心安）相当。不良反应有口干、眼部充血、烧灼感、头痛、视物模糊、眼部过敏及瘙痒。极少数病人可有失眠、精神抑郁。推荐使用剂量为每日2次，眼内压下午达到峰值者，下午可增加1次。

前列腺素衍生物有哪些治疗作用

治疗青光眼使眼压下降的方法不外乎"截流"和"疏导"两种。有降眼压作用的药物有好多种，其中大多数药物都是通过减少房水产生，来达到降眼压的目的。前列腺素衍生物是一种新的局部降眼压药物，包括0.005％拉坦前列素（Latanprost）、0.004％由伏前列素（Travoprost）、0.03％比马前列素（Bimaprost）。它们的作用方式通过"疏导"，即增加房水排出来降低眼压，是直接针对青光眼的眼压升高发病机制来治疗，这样更符合人体正常的生理功能。研究结果表明，前列腺素衍生物能够开启房水的备用通道，即增加流经虹膜的房水量，又可称为巩膜－葡萄膜通路，以促进房水排出眼外，从而降低眼压，有效控制青光眼的病情。前列腺素衍生物具有良好的全身耐受性，它没有心肺禁忌证，即对心率和血压无明显改变、对哮喘病人的呼吸功能无负面影响。

病人应怎样正确使用
前列腺素衍生物

　　使用前列腺素衍生物的方法十分简单方便,每日只需1次,轻轻挤压药瓶,应保证只有1滴药水滴入患眼,就能有效降低眼压。如果某天忘记滴用前列腺素衍生物,那么在第2天仍按平常一样只点1滴眼药水,不需要1次补足2滴药水。如果还需要同时使用其他眼药水,两种眼药水滴用时间应该至少间隔5分钟。如果1次挤出1滴以上的药水滴在眼睛表面,会产生轻微的眼部刺激感,而且浪费眼液。如果有家人或亲友可以帮助点滴眼液,最好请他们协助,这样可以点滴得更为准确。拉坦前列腺素(适利达)应放在冰箱里冷藏,保存在2~8℃温度下。如果在25℃以下的室温保存,打开使用后应在4~6周内用完。

前列腺素衍生物有
哪些不良反应

　　所有药物都会有不同的不良反应。前列腺素衍生物的不良反应很小。如用药最初几天,眼睛可能会产生轻微的异物感;部分病人可能会出现眼睛轻微发红。另外,还有眼睛红、痒,异物感,视物模糊,眼睛干涩等,但很快会消退,大多数病人都能耐受。它的另一个不良反应是虹膜中的褐色素增加,主要是混合色虹膜(蓝棕、黄棕、绿棕),约16%的人用拉坦前列腺素(适利达)眼液1年后会出现该现象,这种色素改变不会造成病理性改变,即不会引起色素细胞的增生。

病人应怎样正确滴眼药水

　　为了做到正确滴眼药水,可按照以下步骤:a. 滴药前先洗干净手。b. 如果佩戴有隐形眼镜,先取下,滴药 15 分钟后再戴上。c. 坐位仰头或者平躺下来,眼向上看。d. 左手轻拉下眼睑,使下眼睑和眼球之间形成囊袋空隙。e. 右手指握住药瓶,并将瓶口靠近眼睛,注意不要让药瓶口碰到眼睛或眼睫毛上,以免污染药液。f. 轻轻挤压药瓶,应保证只有 1 滴眼药水滴入患眼。g. 滴入眼药水后,不要马上松开下眼睑,眼向下看,使药水湿润黑眼珠,数秒钟后松开下眼睑,闭上眼睛休息几分钟;同时用手指轻压内眼角处。这样做,一方面可以延长药水留在眼内的时间,另一方面可以避免药水经鼻泪管流出、浪费药液。

青光眼病人需要全身治疗吗

　　凡是局部用药可以达到治疗效果者,不必全身用药。一般在各类青光眼伴有急性发作时,常用全身药配合局部用药,全身用药不良反应也较多。如碳酸酐酶抑制剂及高渗脱水剂,可能使肝、肾功能受损害,同时又加重心血管系统的负担,使全身代谢产生失调。但紧急情况下,为了缓解急性发作时的高眼压状态,短期内应用全身用药,仍然十分必要。当眼内压被控制后,首先减少全身用药量,然后逐渐减少或停用全身药物,仅保留局部用药。待眼压稳定后,可择期采取手术治疗。

病人使用高渗剂时
应注意些什么

　　青光眼病人在局部和全身降眼压药仍不能控制高眼压时,通常采用全身应用高渗剂的方法来降低眼压。此类药物应用后可使血浆渗透压急剧升高,眼内组织处于相对低渗状态,从而使血液与眼内组织特别是房水和玻璃体之间形成渗透梯度,吸收眼内水分,减少眼球体积使眼压下降。一般常用药物是20％甘露醇,它在降低眼压的同时尚有降低颅压作用。所以,静脉用药之后多数病人可出现一过性头痛、视物模糊、眩晕等。此时,一般无需特别处理,只要将头放低卧位休息一会即可。切忌刚快速静滴完即翻身起来大小便;其次,此类药物均可丢失钾离子,所以心、肾、肝有病者应慎用或者禁用。为慎重起见,用药前先查心肾功能及血液电解质检查。若发现异常情况可及时处理。在使用此类药物时,应注意勿漏出血管外,否则易造成组织坏死。若轻度漏出,经热敷可以消退。糖尿病病人禁用甘油。甘油在肝脏可转化为葡萄糖,口服后会导致血糖升高。此时最好选用异山梨醇。

碳酸酐酶抑制剂
有哪些治疗作用

　　碳酸酐酶抑制剂为全身用药。它通过抑制碳酸酐酶减少房水生成,从而降低眼压,在治疗各型青光眼方面有显著疗效,常用的是醋氮酰胺片剂(diamox)。通常在考虑做激光小梁成形术或滤过性手术以前应用,它是临床上常用的口服降眼压药。该药对各型青光眼眼压高时均可降低眼压，若配合其他局部降眼压药，疗效显著。一般用于青光眼急性发作时，首次口服500毫克，2~4小时产生最大降眼压反应，至少可持续6小时。待眼压平稳后，应减至125~250毫克，每日2~3次。根据眼压情况逐渐停药，不宜长期服药。

服用碳酸酐酶抑制剂时应注意些什么

应用此类药物时，有时全身不良反应很严重，而病人并不意识到与该药有关。多数全身不良反应与剂量有关，在一定范围，剂量与作用和不良反应关系皆成正比。最主要的不良反应是：a. 引起酸中毒、低钾血症。b. 其次为易产生尿路结石、肾绞痛、手足颜面及口角部麻木蚁走感等感觉异常、食欲不振、耳鸣等。c. 有慢性肝病病人使用本类药后可诱发肝昏迷。对于有肝硬变、肾功不全、心力衰竭病人禁用此类药物。为防止低血钾及尿路结石、磺胺尿结晶、肾绞痛等，应补充钾盐、镁盐等。也应避免使用钙剂，也应避免使用磺胺类药物及广谱抗生素等可增强碳酸酐酶活性的药物。d. 对磺胺过敏者需慎用。此类药物使用过程中一定要定期检查肝、肾电解质，争取早期发现异常，早期纠正。e. 若在应用此类药物过程中发现病人有倦态、疲劳以及小外伤后出现淤血斑，应警惕是否有发生骨髓抑制的可能性，需及时定期检查血液检验并及时停药。应用此药物时，要密切观察全身情况，定时做肾功能及钾、钠、氯等离子检查。

开角型青光眼病人 应怎样选择药物

如何合理选用能降低眼压、对人体无不良反应的药物是每个青光眼病人关心的问题。一般初选药物注意以下几点:a. β-受体阻断剂的疗效较强,不良反应较少,用药次数少,常被选为起始治疗的药物。虽然对此是否为最好的选择仍有争论,但为很有吸引力的选择。b. 肾上腺素能类药物,尤其是地匹福林,引起局部过敏等不良反应较少,也是一种有价值的起始用药。c. 缩瞳剂常不用作开始用药,因其用药次数多,不良反应也较多,不易为病人所接受及配合。但是缩瞳剂疗效好,常是主要的药物,尤其当其他单一药物不能恰当控制眼压时。d. 碳酸酐酶抑制剂不作为初始用药,因常有很麻烦的全身不良反应。只有当眼压大于4千帕(30毫米汞柱),或可能对视神经造成损害时,才用以短期降低眼压。

青光眼手术主要 有哪几种类型

青光眼手术主要有以下几类:a. 解除瞳孔阻滞的手术,如虹膜切除术、激光虹膜造孔术。b. 解除小梁网阻塞的手术,如房角切开术、小梁切开术、氩激光小梁成形术。c. 滤过性手术,如小梁切除术、非穿透性小梁切除术、巩膜灼滤术、激光巩膜造瘘术、房水引流装置植入术。d. 解除房水错向流动的手术,如钇铝石榴石(YAG)激光切开玻璃体前界面、平坦部切开抽吸玻璃体腔积液。e. 房水内引流手术,如睫状体分离术、虹膜睫状体退缩术。f. 减少房水生成的手术,如睫状体冷凝术、睫状体透热术、激光睫状体光凝术。

怎样正确评价青光眼手术

一种疾病能否治愈,主要取决于能否从根本上矫正这种疾病的病理生理缺陷。急性闭角型青光眼的发病机制是瞳孔阻滞。虹膜切除术能根治这种青光眼正是因为虹膜切除孔解除了瞳孔阻滞。原发性婴幼儿性青光眼的发病机制是小梁网发育不良,房角切开术或小梁切开术之所以能将其治愈,也是因为手术切开了通透性不够的小梁网。对于原发性开角型青光眼,目前对其房水外流受阻的病理生理机制、视神经的损害机制以及眼压的调节机制均不十分清楚。因此,迄今几乎所有治疗原发性开角型青光眼的方法仅是旨在降低眼压和缓解症状,远远谈不上根治。外引流手术并没有从根本上矫正原发性开角型青光眼病理生理缺陷。随着科学技术的不断发展,人们对原发性开角型青光眼病理生理机制的深入认识,可能有一天后人也会对现行的外引流手术感到不可思议。目前已经有人在致力从小梁网的清洗、视神经的保护和再生、巩膜筛板的稳定等方面,探讨原发性开角型青光眼新的治疗方法。期待在不久的将来,会有更好的手术方法出现。

青光眼病人应在何时
选择手术治疗

一般来说,不论何种类型的青光眼,如遇下列情况应考虑手术:a.经药物治疗眼压不能控制在正常眼压范围之内者。b.经药物治疗眼压在正常范围内,但视力进一步下降,视野进行性缩小,眼底杯/盘进行性扩大,出现视神经萎缩者。c.病人出于客观情况(例如居住偏僻、行走不便)不能按期复诊或不能遵医嘱治疗者。d.病人不愿意接受药物治疗或有某些全身性疾病,不能接受药物治疗者。e.病人对降眼压药过敏,或发生较严重的全身不良反应不能坚持者。

青光眼病人手术前应做好哪些准备

良好的术前准备是手术成功的基本保证。病人首先应有充分的心理准备,保持愉快的心情和充足的睡眠。医生在手术前应注意:a.控制眼压:手术前尽量使眼压控制在正常的范围内,如眼压实在降不下来,可在手术前半小时静脉快速滴注20%甘露醇,同时手术开始前眼球麻醉一定要充分。笔者根据临床经验,认为局麻药内加入玻璃酸酶有利于麻药的弥散和快速的眼球内压力降低,并通过加压按摩使眼球软化。尽量避免在高眼压下手术。很多病人入院后急于要求手术,这是不妥当的。至少眼压下降至正常,并稳定3天后再行手术才较稳妥。b.停用或少用缩瞳剂:手术前停用缩瞳剂可以避免术中出血,减轻术后炎症反应。c.局部点双氯芬酸钠眼药水或皮质类固醇眼液,全身服用吲哚美辛(消炎痛)、双氯芬酸/米索前列醇(戴芬)等非类固醇激素,以减轻术后充血及炎症反应。d.对便秘者应给予缓泻剂,以免术后大便时用力,引起前房出血。e.注意控制糖尿病、高血压及气管炎等全身性疾病。

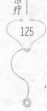

青光眼病人手术后
应注意些什么

　　青光眼手术的成功仅仅是成功的一半,成功的另一半是手术后的观察和处理。术后要每日换药,观察结膜伤口缝合是否对合平整、滤过泡是否弥散、角膜是否清亮、前房深浅如何、瞳孔大小、虹膜周边切除口是否通畅、视力及眼压情况等。正常情况下,手术后第1天眼压应低于正常,滤过泡弥散,前房形成,瞳孔药物性散大且无粘连,虹膜周边切除口通畅,视力较手术前有所下降。术后第2、3天可出现前房变浅、房水混浊等手术后的虹膜睫状体炎性反应,对有炎症反应者应给予结膜下注射皮质类固醇激素。术后还可以适当应用散瞳剂,这样做的目的是防止发生虹膜后粘连,促使前房形成,防止睫状环阻滞等。使用散瞳剂的类型因病人瞳孔及有否虹膜炎症反应而异,可选用托吡卡胺或阿托品散瞳。青光眼手术后应包扎2~3天。这样,可减少手术后过强的滤过,促使前房尽快形成,避免因眼压过低造成脉络膜脱离等。此外,病人要减少活动,安静休息,有利于伤口愈合。一般情况下,滤过手术的2~5天后前房可以恢复到正常深度。如5日内前房仍浅,应针对其原因积极治疗,力争早日恢复前房。总之,手术后应注意局部及全身应用皮质类固醇激素,以减轻炎症和水肿反应。滴用散瞳剂以活动瞳孔,预防虹膜后粘连。

虹膜周边切除术
有哪些适应证

　　虹膜周边切除术的目的是使房水直接从后房流入前

房,解除因瞳孔阻滞造成的虹膜膨隆和房角阻滞,使房角增宽,加速房水外流。其适应证如下:急性闭角型青光眼的临床前期、前驱期及间歇期,此时一眼已有急性闭角型青光眼发作,另一眼无症状或仅有虹视、雾视出现,这时最适于行虹膜周边切除术。有人统计,这种所谓正常眼在5年内有50%~70%发生急性闭角型青光眼的急性发作。总之,对虽未发生青光眼的"健眼",应进行虹膜周边切除术,以预防青光眼的急性发作。

青光眼滤过性手术会有哪些并发症

青光眼滤过性手术的并发症相对较多,且较难处理。术后最常见的并发症是超滤过。超滤过可引起眼压过低、浅前房、脉络膜渗漏、低眼压、黄斑病变、视神经乳头水肿、散光、视力波动、渗出性视网膜脱离、白内障等。虽然术后浅前房在数日内多会自行恢复,但是浅前房并非属于良性过程。它可能导致角膜内皮细胞损害,白内障发生、发展或加重、周边前粘连等不良后果。因此,术后浅前房的防治,直接关系到术眼结构和功能的恢复。这种以术后低眼压、眼底后极部视网膜脉络膜皱折为特征的术后并发症,是滤过性手术后术眼视力下降的主要原因之一。

术后低眼压性浅前房是怎样形成的

浅或无前房是指滤过手术后1周前房仍未恢复,是青光眼小梁手术后最常见的并发症之一。浅前房同时眼压偏低的原因有：a. 可因巩膜切口过大、巩膜瓣缝合过松、术中应用抗瘢痕药物等，造成房水外流过强，即滤过太畅所致。b. 手术中因结膜瓣撕裂，或结膜瓣没有水密缝合，造成结膜瓣有渗漏。c. 睫状体脉络膜脱离，正常的睫状体脉络膜靠一定的压力附着于巩膜内面。当手术所造成的眼内压突然下降时，使睫状体脉络膜离开巩膜，导致睫状体脉络膜脱离。

发生了低眼压性浅前房应怎样处理

低眼压性浅前房病人采用非手术疗法，绝大多数病人可以治愈。对这类病人，首先嘱病人尽量卧床休息，保证睡眠，睡眠不足者给予镇静剂；大便干燥者，应给予缓泻剂。药物治疗主要是皮质类固醇和散瞳治疗。局部和全身应用皮质类固醇激素，以减轻炎症反应和组织水肿。应用托品酰胺（托品卡胺）或阿托品等散瞳剂扩大瞳孔，其目的一是预防虹膜后粘连，二是可以解除瞳孔阻滞，有利于前房形成。另外，全身应用高渗剂 20% 甘露醇，使玻璃体浓缩，虹膜晶状体隔后移，促使前房形成。对于滤过太强的病人，可以采用压迫包扎法。先散大瞳孔，然后在上睑相当于滤过泡部位的眼睑表面外加一棱形小棉枕，橡皮膏固定后，盖眼垫，绷带轻轻加压包扎。对有结膜渗漏者，如渗漏口小，位于角膜缘部者，可以先盖以软接触镜片观察或同时加压包扎；对于距角膜缘较远的渗漏，可以烧灼。较大的渗漏可再次手术缝合。对于前房极浅或无前房者，采取综合治疗后如前房仍无好转者，必须立即手术。如不重建前房，可发生角膜内皮失代偿，虹膜周边前后粘连，瞳孔膜形成，并发性白内障等一系列严重并发症。

青光眼术后低眼压
应怎样防治

鉴于滤过性手术术后超滤过、低眼压可引起浅前房、脉络膜渗漏，以及低眼压黄斑病变等并发症，故施行滤过性手术，眼压不宜降得过低。为了预防术后超滤过，国内外学者曾先后采用术毕前房注射透明质酸钠，术中附加巩膜瓣缝线，严密缝合巩膜瓣，日后择期激光拆线、可拆式巩膜瓣缝线等措施。但透明质酸钠注射常可引起术后眼压增高，该方法目前临床上应用不多。激光拆线法虽然能有效预防小梁切除术后超滤过，但对结膜肥厚者或当有结膜下出血时，激光拆线往往难以施行。此外，尚有激光拆线引起结膜穿孔漏水的报道。

非穿透性小梁切除术
有哪些优越性

近年来开展的非穿透性小梁切除术主要适合于开角型青光眼。非穿透性小梁切除术是在大约 1/3 厚的浅层巩膜瓣下，切除一块与施累姆管内壁平齐的深层巩膜组织，使房水通过残留的菲薄小梁组织渗出，术中需要在巩膜瓣下植入一片透明质酸钠生物胶膜，使术后在生物胶膜缓慢降解过程中，在巩膜瓣下逐渐形成一房水聚集池，达到房水引流的目的。由于非穿透性小梁切除术术中不打开前房，术后反应较轻，极少发生低眼压、浅前房等并发症。这种术式近期降压效果满意，但远期效果尚待验证。

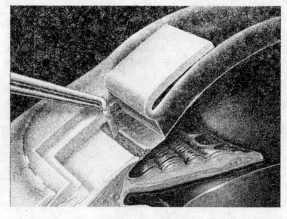

非穿透性小梁切除术

（摘自 Becker–Shaffer's Diagnosis and Therapy of the Glaucomas）

浅前房病人眼压为何会升高

小梁切除术后伴有眼压偏高的浅或无前房是非常严重的情况，又叫恶性青光眼，或睫状环阻滞性青光眼。它常发生在闭角型青光眼病人中，特别是有高度远视眼病人，其角膜小，前房浅，睫状环小，也发生在晶状体相对大或球形晶状体的病人。发病时眼压高，应用任何药物也不易使眼压降低。常发生于曾有虹膜炎和周边部葡萄膜炎者，手术可以刺激炎症复发导致睫状体水肿，并与晶状体或玻璃体发生粘连，造成睫状环阻滞。所以，有高度远视眼或球形晶状体的病人，在做青光眼手术时应特别慎重。

发生了高眼压性浅前房应怎样处理

当睫状环阻滞性青光眼一旦发生后，采用常规抗青光眼治疗有导致病情加重的危险。早期应用多种药物联合治疗可使大部分病人好转。a. 局部应用睫状肌麻痹剂：早期应用可减轻睫状肌痉挛，解除睫状环阻滞，使房水循环正常，前房恢复，眼压下降。散瞳剂应用阿托品，白天点眼药水，睡前用眼药膏。如效果仍不佳，可对结膜下注射散瞳合剂。b. 全身应用高渗剂：目的是使玻璃体脱水、虹膜晶状体隔后移、前房加深。c. 眼局部及全身应用皮质类固醇激素：其作用为减轻炎症、组织水肿及渗出，并避免虹膜组织前后粘连。d. 口服醋氮酰胺，以减少房水产生。如果药物联合应用2~3天后前房仍无好转，特别是角膜内皮已发生水肿混浊者，需手术治疗。手术方法较多，有抽吸玻璃体联合前房注气术、晶状体摘除术、玻璃体切割术、玻璃体切割联合现代白内障囊外摘除及后房型人工晶状体植入术等。

青光眼术后按摩有哪些作用

青光眼术后对眼压正常或偏高、滤过泡较平者，主管医生必须亲自给病人做眼球按摩。方法是按摩滤过泡对侧眼睑或滤过泡表面的眼睑，一般做到眼压下降以及滤过泡弥散隆起为止。这一点对青光眼滤过手术是否能够成功是非常重要的。如果医生手术后未观察到这些情况，延误了按摩时间，一旦当伤口愈合后，再按摩晚了。病人出院后应在医生指导下学会自己进行按摩，以保持滤过道的通畅。按摩用力应适中，太轻起不到作用，太重会引起眼内炎症，甚至眼球破裂。病人在自行按摩期间应去医院随访眼压，以调整按摩次数。利用按摩眼球辅助眼压的控制。

手术后结膜滤过泡不形成怎么办

结膜滤过泡不形成表示眼内房水没有成功地引流到结膜下，是小梁手术的早期并发症。其原因有 3 个方面：a. 眼内容物（包括虹膜、睫状体、晶状体或玻璃体）脱出，嵌于滤过口内。b. 巩膜切口太小。c. 滤过口被血凝块、炎症渗出物或结缔组织堵塞。其治疗方法必须首先明确病因，根据不同病因采取以下措施：眼球按摩；增加皮质类固醇激素的用量，包括局部和全身应用；也可以用激光将堵塞于滤过口内的眼内容物去除。必要时更换部位，再次手术。

青光眼手术后滤过泡变薄需治疗吗

有些老年病人，结膜弹性和韧性降低，组织因此也变薄、变脆，翻开上睑后可见结膜表面有一个水泡样的隆起。它的形成原因是在滤过性手术时，巩膜瓣缝合不严密，房水不断流至结膜下刺激结膜，使结膜囊样变，或在滤过手术后由于结膜及结膜下纤维组织的增生，随时间推移，滤过泡越来越薄，形成的包裹性薄壁滤过泡，最后会发生自发破裂或外伤后发生破裂，导致滤过泡瘘。发生滤过泡瘘后，外界及结膜囊内的病菌可通过瘘口进入眼内，导致非常严重的眼内感染。如临床上发现薄壁滤过泡，应及时到医院就诊，随访病情变化。一旦发生滤过泡破裂要及时就诊，可用玻璃棒烧热后，在渗漏部位点一下，将其凝固封闭。如烧灼法无效或渗漏范围较大，需进行巩膜移植术或结膜移植术。

青光眼术后为何会
发生眼内炎症

青光眼术后的眼内炎症有 3 类。一类指的是细菌经手术切口进入眼内引起发炎,称为外源性感染。一类指的是由于全身其他感染性疾病,如肺炎、阑尾炎、败血症等原因,细菌经血行进入眼内,称为内源性感染。另一类指的是眼内组织的无菌性炎症反应,即非感染性眼内炎,这是手术后正常的炎症反应。感染性眼内炎症是手术后非常严重的并发症。早期感染多以细菌为主。一般手术后 24~48 小时即出现眼部剧烈疼痛,眼组织发生严重破坏。晚期感染以真菌为主,其症状较轻,往往在手术后 2~3 周内,眼部可以无任何症状,首先发生玻璃体混浊,然后发生前房积脓。早期的眼内炎诊断较容易。术后 24~48 小时发生眼球剧烈疼痛、视力明显下降。检查可见眼睑水肿,球结膜充血,前房积脓。葡萄球菌引起者,细菌毒力低,病情较轻。铜绿假单胞菌引起者,病情严重而迅猛异常,若治疗不及时,患眼疼痛剧烈,视力迅速全部丧失,终至眼球萎缩。

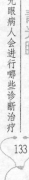

怎样防治青光眼
术后眼内炎症

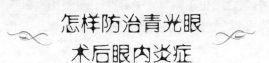

预防青光眼术后眼内炎症的方法为:手术前点用抗生素眼药水 3 天,手术前洗眼、消毒应规范。手术前认真冲洗结膜囊,排除泪囊炎的可能性。在术中切开眼球之前,再用生理盐水或庆大霉素冲洗结膜囊。手术后常规结膜下注射或点用抗生素及皮质激素,做到防患于未然。眼内炎一旦

发生,应立即多途径给药,包括点眼、结膜下及球周注射,给予广谱抗生素并配合皮质激素,并充分散瞳,以减轻眼内炎症反应。必要时做前房或玻璃体穿刺,取房水或玻璃体做细菌培养,以指导使用敏感抗生素,同时可在玻璃体内给药或进行玻璃体切割术。尽可能挽救病人的视力,保住眼球。

青光眼手术后白内障为何会加重

青光眼术后往往会发生白内障,或原有轻度白内障短期内明显加重,这种情况的发生率占青光眼手术的30%~40%。主要原因如下:术中房水的释放,影响晶状体的代谢;术后低眼压、炎症或无前房;手术中眼压突然下降,导致晶状体向前移位,甚至晶状体赤道部嵌于切口处;巩膜切口过度烧灼;术中抗代谢药物的使用;术中直接损伤晶状体,术后数日或数周内晶状体迅速混浊,这种情况临床很少见。

病人应选择手术条件良好和显微手术操作技巧良好的医生,手术时在良好的手术显微镜下施行,避免术中误伤晶状体;手术中缓慢放出房水,使眼压逐步下降,避免晶状体移位;尽量避免手术器械进入前房;在烧灼巩膜时,范围和温度要适当,减少术后白内障的发生。

青光眼与白内障能一起做手术吗

随着小切口超声乳化白内障摘除技术和设备的不断改进和日益成熟,以及折叠式人工晶状体的不断改良,一次手术治疗多种眼病的联合手术已在眼科领域广泛开展,如小梁切除术联合白内障超乳化摘除及人工晶体植入术治疗合并白内障的青光眼，小梁切除术联合穿透性角膜移植术治疗青光眼合并角膜白斑等。将这项白内障治疗的新技术引入，主要是由于晶状体因素导致的急性闭角型青光眼及恶性青光眼的治疗，已初见成效。该手术方法不但能够有效降低眼压、加深前房、开放房角，还可恢复病人视功能，大部分病人还可避免进行抗青光眼手术，是治疗急性闭角型青光眼及恶性青光眼的一种有效的新方法。

哪些因素会影响手术效果

各种青光眼手术都可因为种种因素影响手术效果。如滤过性小梁切除术，手术的目的是在前房和球结膜下之间形成新的房水眼外引流通道，手术成功的标志是在球结膜下形成一个功能性的滤过泡。能长期有效滤过房水的滤过泡能否形成，与以下诸种因素有关：a. 年龄：年龄与手术成功率有密切关系，50 岁以上老龄组成功率明显高于年轻组。年龄越小、成功率越低，可能是由于年轻人筋膜囊较厚，手术的炎症反应较重，伤口的胶原纤维瘢痕化更旺盛更快，使滤过泡不易形成。b. 青光眼类型：一些难治性青光眼，如新生血管性青光眼、继发性青光眼、无晶体青光眼等，手术成功率较低。c. 眼部情况：眼压长期顽固不降、结膜或葡萄膜有慢性炎症、虹膜表面新生血管及眼球手术史、外伤史等都会影响手术成功率。d. 手术时机：闭角型青光眼急性发作，眼压居高不降时匆忙手术，可能导致眼内大出血等严重并发症。另外，某些病人恐惧手术，多年来滴抗青光眼药水，再接受手术时，容易产生滤过口瘢痕粘连，影响手术效果。e. 手术适应证：术式选择错误必然导致手术失败。

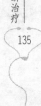

如对房角大部分粘连的闭角型青光眼,只做虹膜周边切除术,术后眼压仍会失控不降。f. 术后并发症处理不当:如前房不形成、伤口渗漏、炎症反应重等,若不及时治疗,也会影响预期效果。要提高手术成功率,必须了解并处理好这些问题。

管状视野青光眼能进行手术治疗吗

青光眼到达晚期,视野损害严重,可缩小到仅残存中心10度以内的管状视野。犹如从一根细管中往外看狭窄的天地。也有部分病人中心视野丧失,仅残留颞侧视岛。这类病人眼底多呈典型的青光眼损害改变,杯/盘比大于0.8~0.9,视乳头色泽苍白,盘沿变薄,视神经纤维弥散性缺失。对这种管状视野的晚期青光眼是否能手术治疗,一直存在争论。既往许多医生对手术持谨慎态度。这是因为晚期青光眼受高眼压的长期压迫,视神经及其供养血管变得非常脆弱。如果术中切开眼球时眼压突然下降,会使血、房水动力循环骤然变化和视神经轴浆流的突然中断肿胀;还可能由于球后麻醉对视神经的毒性作用或直接损伤等,都可能出现术中或术后突然视力丧失。目前,随着显微手术的开展、手术技巧的提高及手术前后对眼压波动的各种治疗措施的应用,手术而导致失明者极少了。故目前普遍认为,不应放弃手术治疗。但由于管状视野的晚期青光眼视神经纤维的供血状态不良、组织脆弱,对眼压波动易感性较高。因此,术前要周密检查,并向病人及家属说明手术的利害关系,在他们的充分理解和完全自愿的前提下,可行手术治疗,以挽救残存视功能。

青光眼病人眼压正常后
还需治疗吗

在临床上常看到有些青光眼病人手术后眼压控制在正常范围内就认为青光眼已被治愈,自行停止一切治疗。其实,这种做法是欠妥的。青光眼手术后眼压在正常范围内,这标志着手术是成功的。但手术成功并不表示视功能不再继续下降。特别是一些老年病人,其视乳头灌注压常低于青年人,视乳头本身就存在灌注不足等情况。对于此类术后病人应尽量抓紧在早期使用保护视功能的药物。这是因为早期视功能丧失的病理改变并未达到完全不可逆程度。通过多种药物的联合应用,能使处于低能、缺氧、冬眠状态下的细胞纠正其代谢过程,从而增加正常的神经细胞活力,可收到相当效果。若一些青光眼晚期病例视神经已萎缩,应用这些药物几乎没有什么效果或收效甚微。临床上,常用的保护视功能的药物有以下几类:a. 维生素类:如维生素 B_1、维生素 B_{12}、维生素 C、维生素 E 等。b. 扩血管药物:如地巴唑、复方丹参、复方路丁等。c. 能量合剂:腺苷三磷酸(ATP)、辅酶 A、肌苷等。

青光眼手术前应怎样护理

青光眼病人的表现主要是眼压升高,如情绪激动、生气就会导致青光眼的发生。青光眼常常用手术进行治疗。青光眼病人在手术前应该做好护理工作,以保证手术的顺利进行。青光眼手术前护理应该注意以下 4 方面:a. 按医嘱定时滴眼药水、定时服药、定时复查眼压;尽可能少看电影、电视,不要在暗环境内久留。b.精神上应该放松,保持精神愉快、生活有规律,避免情绪激动,消除惧怕手术的心理。或经常和同病相怜的病人聊天,充分了解青光眼的发病过程。c.应该生活有规律:按时起居,睡眠充足,注意劳逸结合,保持心情舒畅。要有宽广的胸怀,不要因为一些生活琐事而纠缠不休,大发脾气。穿衣尽可能宽松,睡眠(睡眠食品)时枕头宜垫高,应避免长时间低头,以防头部充血,上巩膜静脉压增高而导致眼压上升。d.伴有高血压、糖尿病的青光眼病人,术前应注意控制血压及血糖,使血压和血糖(血糖食品)尽可能控制在正常范围或接近正常范围。

青光眼手术后应注意些什么

目前青光眼的治疗主要是通过手术进行。青光眼病人对青光眼手术后如何饮食、运动很关注,青光眼手术后合理的饮食和适度的运动会对手术效果造成一定影响。饮水时宜少量多次。如果青光眼病人长期暴饮暴食,经常一口气喝200~300毫升以上的水,病人的眼压负担会很重,会影响药物的治疗效果。青光眼病人不能一次进大量水,应该分成多次饮用。青光眼手术后早期不宜"大补"。在青光眼手术中,医生会在病人的眼内和眼外做一个滤过通道,在术后早期,尤其是术后前3个月,医生会想方设法让这个"伤口"不愈合。如果给病人经常吃一些高蛋白的食品,甚至一些促进组织愈合的中药,就有可能导致滤过通道瘢痕化,造成手术的失败。青光眼手术后运动要适度。青光眼手术后可适当地做一些运动,但是,由于眼睛刚刚做完手术,术后早期的眼压比正常的眼压还低,这时候如果过度运动可能引起前房出血、脉络膜脱离等手术并发症,所以不能剧烈运动。另外，青光眼手术后还需要注意，避免长时间停留在黑暗环境，在黑暗的环境中，瞳孔会扩大，使眼压升高。看电视时，应在室内开一盏小灯，使室内不至于太暗。

小梁切开术有哪些治疗作用

小梁切开术也称外路小梁切开术，它适用于以下类型的青光眼：a.房角发育异常的先天性青光眼。b.二次房角切开术失败者。c.因角膜水肿混浊，妨碍用房角镜观察而无法进行房角切开者。d.原发性开角型青光眼。一次手术有效率为63%~82%，再次手术的成功率可达90%。小梁切开术可发生前房出血、虹膜根部离断、晶状体损伤及脱位、角膜后弹力层撕脱、结膜滤过泡形成、巩膜葡萄肿形成等并发症。手术后局部点毛果芸香碱（匹罗卡品）缩瞳剂，使睫状肌收缩将小梁网拉开，防止切口部位粘连愈合。术后尽量不让患儿哭闹，以防前房出血。前房有出血者，要嘱咐患儿体位应卧向切口对侧。若手术后眼内有炎症反应，应停用缩瞳剂，并改用快速散瞳剂，手术后1~2周可口服水合氯醛后。详细检查眼压及眼底，有条件者可复查眼压描记等检查。

小梁切开联合小梁切除术
有哪些优点

小梁切开联合小梁切除术的优点：联合手术为青光眼病人提供了两条引流途径，当一条通路堵塞时，另一条通路仍可继续发挥作用，维持眼压正常。这种手术的成功率较高。它适用于虹膜附着位置较高、遮盖了施瓦伯线的先天性青光眼,角膜横径介于 13~14 毫米、眼轴长于 23 毫米、房角切开以及小梁切开手术失败的先天性青光眼病人,角膜混浊者可首选这种手术。

什么是睫状体破坏手术

对于某些特殊类型青光眼(如新生血管性青光眼)或绝对期青光眼,如不可能做常规外引流手术,降低眼压又势在必行,以求保存病人残余视力或解除病人疼痛时,可采用睫状体破坏手术减少房水生成。睫状体冷凝或睫状体透热都可达到破坏睫状体的效果,但若冷凝或透热的温度、时间和范围掌握不好,术后可能眼压控制不满意或导致眼球萎缩。近年,有人采用激光和超声来破坏睫状体,以激光睫状体光凝术应用较为成熟。目前,美国不少眼科中心开展了这种手术,并取代了睫状体冷凝术和睫状体透热术。采用 YAG 激光或二极管激光,均可对睫状体做定量光凝,YAG 激光穿透巩膜的能力较强,二极管激光具有高效睫状体吸收的特性。临床观察,两种激光降低眼压和维持视功能的效果均较满意。睫状体光凝术与睫状体冷凝术或睫状体透热术比较,前者具有速度快、能量容易控制、术后疼痛轻、手术相对安全、较少引起视力下降和眼球萎缩的优点。因此,对一些尚有一定视力的难治性青光眼也可以采用睫状体光凝术。

什么是难治性青光眼

所谓难治性青光眼,一般是指那些用药物难以控制眼压,做常规手术预后不佳的青光眼,如既往滤过性手术失败的青光眼、青少年性青光眼、无晶体性青光眼、有较长期用药病史的青光眼、新生血管性青光眼以及某些继发性青光眼。这些类型的青光眼在临床上都有不宜治愈的特点。

难治性青光眼手术
为何易失败

多年来,围绕如何控制难治性青光眼,人们做了很多努力。这些青光眼之所以难治,是因为存在以下复杂因素:a. 多次滤过性手术失败的青光眼病人可能属于对创伤有超强愈合反应的个体,过去手术形成的瘢痕在分离时较易出血,术后炎症反应也较重。b. 青少年性青光眼病人多具有肥厚的眼球筋膜和活跃的创伤愈合反应。c. 无晶状体性青光眼的玻璃体可释放成纤维母细胞刺激素,促使瘢痕形成。d. 新生血管性青光眼一方面术中较易出血,带来大量生长因子,另一方面术后滤过道常有新生血管及血管性结缔组织膜生长,使其阻塞。e. 炎症尚未完全平静的葡萄膜炎继发性青光眼,术后组织反应强烈,血-房水屏障破坏,纤维连接蛋白和生长因子释放,可激活成纤维母细胞增生。此外,长期局部使用抗青光眼药物,也可引起结膜和眼球筋膜细胞发生某些病理性改变,在滤过性手术后较易形成瘢痕。由于绝大多数滤过性手术失败与滤过道纤维化有关,要提高难治性青光眼的手术成功率,首先必须克服成纤维母细胞异常增殖这一问题。

睫状体冷冻术有哪些适应证

睫状体冷冻术是治疗难治性青光眼的一种破坏性手术。其手术适应证包括:a. 抗青光眼手术无效或滤过手术难以建立有效通道的难治性青光眼,如新生血管性青光眼、无晶状体性青光眼、青少年型青光眼、再次手术失败的青光眼等。b.绝对期青光眼,为保留眼球,缓解疼痛者。c.婴幼儿型青光眼,角膜混浊,横径已超过15毫米,无视力,畏光、流泪症状明显者。这些类型青光眼适合采用睫状体破坏性手术。

哪些病人需使用抗代谢药物治疗

青光眼滤过手术失败的最主要原因是滤口的切口缘成纤维细胞大量增殖,从而导致结膜下组织纤维化和滤过泡瘢痕形成。丝裂霉素C、5氟尿嘧啶两者均为抗代谢药物。它们的主要作用是抑制成纤维细胞增殖。故滤过手术中应用丝裂霉素C、5氟尿嘧啶可大大减少手术失败的可能性。换言之,即大大提高了滤过手术的成功率。但在使用的过程中,有时也会出现一些并发症,个别的并发症还较严重。临床上应有选择地使用该类药物。一般来说,当遇有下列情况时,常于滤过术中应用丝裂霉素C及5氟尿嘧啶:a.难治性青光眼。b.低眼压性青光眼。c.青光眼白内障联合术。d.40岁以下的青光眼。

临床上应怎样使用丝裂霉素C

在手术中应用丝裂霉素C方法如下:做以角膜缘为基底的结膜瓣时,将一定浓度(0.2毫克/毫升)的丝裂霉素C溶液浸湿与巩膜瓣大小相似的棉片,并将其置于分离好的巩膜创面,把巩膜瓣和结膜瓣覆盖棉片上,到一定时间(一般为5分钟)后将其去除,并用生理盐水250毫升反复冲洗创口,再进行滤帘切除和完成手术。5氟尿嘧啶使用方法有两种:一种方法为术中应用,具体方法同术中应用丝裂霉素C,但其浓度为25~50毫克/毫升;另一种方法为术后1周内每天2次球结膜下注射5氟尿嘧啶,每次5毫克,术后第2周每日1次,每次5毫克,总量105毫克,注射部位多在3点或9点位结膜下,避开在手术切口。

抗代谢药物在滤过手术中有哪些不良反应

　　丝裂霉素C、5氟尿嘧啶为滤过手术中常用的抗代谢药。应用时常有以下不良反应:a.角膜上皮损害:这种不良反应多见于应用5氟尿嘧啶之后,以点状角膜上皮损害、角膜上皮缺损和角膜糜烂最多见。常在数周内消退。丝裂霉素C致角膜上皮损害发生率低,而且早期就能愈合。b.结膜切口或滤过泡渗漏:滤过泡变薄或破裂。晚期偶见眼内感染。c.浅前房:引起角膜失代偿,形成虹膜周边前粘连,加速白内障的形成。d.持续低眼压:常见于青年人及高度近视病人。发生率约为22%,其发生率与药物作用时间和浓度成正相关。e.低眼压性黄斑病变:表现为黄斑囊样变性,视力下降,虽然发生率低,但严重影响视力,临床使用时应注意这些不良反应。

青光眼病人能用激素眼药水治疗吗

　　激素是眼科常用药物之一,它具有抗炎、抗毒、抗过敏作用,也是一种免疫抑制剂。激素作用广泛,正确使用可获得良好的疗效。由于它抑制炎症时的血管扩展,降低毛细血管和细胞膜的通透性,因此它可以抑制病变部位的渗出和炎症细胞的浸润,一般用于青光眼术后,减轻术后的葡萄膜反应;抑制毛细血管新生和纤维母细胞的活动,减少胶原纤维和间质的生成。可减轻青光眼术后粘连和瘢痕。正常人用皮质类固醇激素眼药水点眼可引起眼压升高,早期发现,停药后可以恢复正常。但是这种高眼压若持续一定的时间,将导致激素性青光眼,可能引起视神经永久性的损害,视力明显受损。对原有青光眼或可疑青光眼病人,滴药后眼压升高更明显,严重时可出现白内障、视乳头水肿、上睑下垂,甚至造成失明。所以,皮质类固醇眼药水的使用必须在眼科医生的指导下,严密观察眼压变化,定期复查眼压,使其发挥应有的治疗作用,切不可擅自去药房购买使用。

激光为什么能治疗青光眼

激光是近代重大科学技术成就之一,自 20 世纪 70 年代初期开始试用激光治疗青光眼至今。实践证明,激光治疗青光眼安全有效。不切开眼球,可以避免手术带来的一系列并发症。它治疗青光眼有效,主要与激光的生物效应及其激光束能量分布特点有关。激光的生物效应主要有热效应和非热效应两大类。

① 热效应是指虹膜等组织吸收激光能量后,其本身的振动和转动加剧,同时也加剧受激分子与周围组织的碰撞,致局部温度升高,使被照射的组织变性、凝固、汽化等,从而导致虹膜穿孔。

② 非热效应主要是指电磁场效应。激光能量在焦点产生强电磁场，从靶原子夺走电子产生等离子体，等离子体吸收激光能量得到扩展产生冲击波，冲击波使靶组织崩解，产生精细的切割作用。当焦点聚集在虹膜时可产生虹膜孔。激光束能量分布特点有以下3点：a.激光能量在空间的高度集中。包括方向上及发光面积上的集中。b.激光能量在时间上的高度集中，可提高激光功率。c.激光能量在单位频宽内的高度集中。激光束是仅有小于1纳米的谱线，激光器的输出功率全部集中在小于1纳米谱线宽的范围内。正因为激光有如此特点，就能治疗青光眼。

激光为什么能击穿虹膜

从物理学的观点来看，黑色物体吸收光线能力最强。生物组织对光的反应与此组织是否吸收这种波长的光有关。虹膜含有大量色素，对激光的吸收率很高。激光发射角小，方向性好，几乎是一束平行光线。激光聚焦十分准确，可以照射虹膜极小的面积上。激光发射时间短，仅几毫秒，照射部位四周不引起热损伤，重复照射也不引起热损伤，眼球组织结构精细，病变范围很小。治疗时要求不损伤正常组织，激光正好符合这种条件。激光对眼的作用，首先是热效应。当虹膜等组织吸收激光能量后，局部温度升高，被照射的组织发生变性、凝固、汽化等。同时还有冲击波效应，使组织裂开，从而导致虹膜穿孔，达到虹膜切除的目的。目前有条件的医院已广泛采用激光虹膜切开术代替周边虹膜切除术。

哪些青光眼病人可进行
激光虹膜切除术

急性闭角型青光眼及慢性闭角型青光眼的虹膜膨隆型,其发病机制均为存在相对瞳孔阻滞,激光虹膜切除术是预防和治疗的有效方法。临床上,遇到下列情况者,常采用激光虹膜切除术:

① 原发性闭角型青光眼:一眼急性发作,另一眼无任何不适,但具有前房浅、房角窄等解剖特点;或者常在傍晚出现虹视、眼痛、眼胀、视朦、头昏、头痛、恶心、呕吐等症状,经充分休息或睡眠后,症状消失,检查发现前房较浅,房角窄者。

② 原发性闭角型青光眼急性发作后,眼压降至正常,局部也无充血,但房角窄,仍有再发可能者。

③ 原发性闭角型青光眼药物治疗效欠佳、全身情况不耐手术者。

④ 慢性闭角型青光眼虹膜膨隆型,房角开放 1/2 以上,眼压描记 C 值基本正常,局部滴抗青光眼药物眼压可控制者。

激光虹膜切除术前
应做好哪些准备

激光虹膜切除术虽然简单易行,但也应做好以下准备。a.术前检查:包括视力、视野、眼压、眼底、房角、裂隙灯等检查。b.心理准备:医生应向病人做好解释工作,消除病人对激光治疗的顾虑,告诉病人在发射激光过程中,不要说话和移动头部。向病人解释激光发射的时间不到 1 秒钟,并在激发时可听到响声和瞬间的强闪光,这个过程需要反复许多次,这都属于正常现象。病人应尽量配合医生,若过度紧张,可适当服用一些镇静剂。c. 术前用药:术前 1 小时,2％毛果芸香碱(匹罗卡品)滴眼 2~3 次,使瞳孔缩小,虹膜伸展,有利于激光穿透。d. 表面麻醉:后置激光用接触镜于眼内,可防止角膜上皮损伤,有利于聚焦,形成高能量密度的更小的焦点,并可固定眼球,帮助止血。病人在了解整个激光过程后有利于配合治疗。

怎样进行激光虹膜切除术

① 选择激光部位:应选择眼睑能遮挡的部位。一般在鼻上或颞上中周部。应避开角膜老年环及血管翳。

② 将激光束聚集在已选好的虹膜部位。

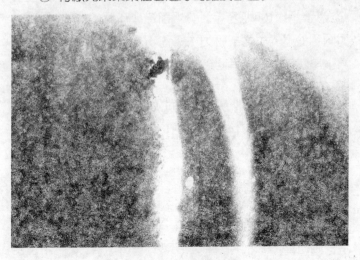

激光周边虹膜切开术

(摘自 Becker – Shaffer's Diagnosis and Therapy of the Glaucomas)

③ 连续多次激光击射:根据虹膜色素多少及厚度选择激光能量。通常每次脉冲能量为 2.7~10 毫焦。治疗过程中若暴露架桥样血管时应避开,以免出血。若虹膜色素多,组织厚,多次击射击后前房内大量色素颗粒悬浮时,可暂停治疗。一周后再次治疗。

④ 激光孔大小:击破虹膜,使其直径应大于 200 微米。

⑤ 术后处理:局部滴用皮质类固醇眼液,每日 4 次,连续 3 天;观察眼压:若大于 3.99 千帕,需降眼压处理。

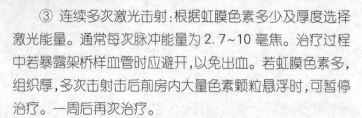

激光术中怎样正确判断
虹膜已被穿透

虹膜穿透指征为穿透后可见大量色素随房水由后房涌入前房,随后可见激光孔和晶状体前囊。影响虹膜透切有以下因素:激光的能量、激光的入射角、虹膜情况(例如色素深浅)及角膜透明度。因此,术前选择最低的能量、最短的时间和最佳的角度,有利于提高激光虹膜切除术的成功率,减少晶状体或眼内其他结构的损伤。

激光虹膜切除术
会发生哪些并发症

激光虹膜切除术所致并发症常是一过性或轻微的,不影响视功能。常见的并发症有以下几种:

① 术后暂时性眼压升高:眼压升高多发生于术后 1~2 小时之间,术后 3 小时开始下降,多数可自行缓解。如高于 3.99 千帕,应以 0.5%噻吗洛尔(噻吗心安)眼液点眼,每日 2 次。

② 前葡萄膜炎:术后有轻微房水闪光。术后点用氯地

眼液或 0.5% 可的松眼液,每日 4 次,2~3 天即可。

③ 虹膜出血:氩激光热效应强,一般很少发生虹膜出血,而钇铝石榴石(YAG)激光主要为电磁场效应,爆破力大,可引起少量出血后流至虹膜表面,用接触压迫后即可止血,24 小时内吸收。

④ 角膜损伤:这主要发生于使用氩激光时。氩激光热效应强,可对角膜上皮、角膜内皮发生烧灼伤。

⑤ 晶状体损伤:发生于激光孔后方。晶状体前囊下呈点状局限性混浊。若经观察晶状体无发展,不需特别处理。另外,激光术后一般没有或仅有轻微疼痛感觉。由戴接触镜和激光闪光所致,治疗后约 1 小时视力将感到模糊些,随后可恢复。

激光周边虹膜成形术 有哪些适应证

激光周边虹膜成形术对于慢性闭角型青光眼房角入口窄,且关闭范围大,房水流畅系数较低病人,可应用激光虹膜切除术联合激光周边虹膜成形术。对于急性闭角型青光眼急性发作时,药物不能控制的高眼压,也可先行激光虹膜成形术,拉平周边虹膜使房角开放,以缓解症状。治疗中以虹膜根部出现孤立的色素斑或暗棕色斑为准,此时可见虹膜收缩反应,虹膜根部拉平。

激光周边虹膜切除术 有哪些优点

激光周边虹膜切除术因无须手术,避免了手术本身所带来的一系列并发症。对病人来说无痛苦,在门诊即可进行,无须住院,老人小孩都可以做;不用任何浸润麻醉,术前也不用消毒,术后不需包眼,可免除独眼病人包扎眼后出现紧张不安的心理状态及避免行走不便;术后无感染的危险;很少引起周边房角粘连所致的继发性眼压增高现象。即使激光周边虹膜切除术失败,也不影响手术虹膜切除术的效果。

怎样用激光治疗开角型青光眼

　　原发性开角型青光眼的病因是小梁网的病变,不是房角狭窄,因此常采用氩激光小梁成形术。它的原理是激光的热效应使激光区域胶原皱缩和瘢痕收缩,牵拉小梁条带使小梁间隙加宽3~4倍,从而减少房水阻力,增加房水排出。近年有人认为氩激光小梁成形术除了以上机械作用外,还增加了小梁的生物反应。由于激光巩膜造瘘术手术简便,损伤小,这种术式有可能在将来取代常规滤过性手术。激光小梁成形术可使70%~80%的病例眼压下降,降压效果一般可维持数月至数年。这种术式通常作为过渡方法用于药物不能控制眼压的病例。

激光巩膜造瘘术有哪些治疗作用

　　1973年,Krasnov采用Q-开关红宝石激光在小梁网上击孔,达到了降低眼压的效果。继后有人应用YAG激光做巩膜造瘘术,也获得了外引流性滤过效果。近年来,又有

数种激光用于巩膜造瘘术,除了对激光的介质和波长不断
择优外,在激光释放系统和手术方式上也有更新。准分子
激光、YAG 激光可通过前房探针直接抵达小梁网;高能量
氩激光可通过房角镜折射,而铒、铥、钬激光可通过插入结
膜下的外探头击射。初步观察,激光巩膜造瘘术的 1 年内
眼压控制率为60%~80%。目前仍在对其远期效果及其安
全性进行临床观察和验证。

怎样进行氩激光 小梁成形术

　　氩激光小梁成形术光凝部位是巩膜突上方的后部小
梁,即小梁与非色素小梁交界处。激光能量的选择功率为
1~1.5 瓦,光斑 50 微米,时间 0.1 秒,对环周小梁组织进
行光凝,约分布 100 个光凝斑。其最佳的光凝反应是光凝
点出现苍白斑或小气泡。色素小梁部位可出现脱色素斑及
色素弥散入前房。光凝范围一般采用 50 微米,太大的光斑
可广泛损伤小梁,产生不必要的瘢痕,反而影响房水流出。
对房角相对较窄的病例,必要时联合激光周边虹膜成形术,
可先进行周边虹膜成形术,使虹膜根部组织收缩牵拉至房
角加宽。一方面增加小梁组织的可见度,同时也可使睫状
肌拉紧,有益于小梁网开放。

氩激光小梁成形术 有哪些疗效

　　氩激光小梁成形术的短期成功率较高,约为 80%。但
随着时间的推移,降压效果具有下降趋势,5 年后成功率下

降到60％。显示氩激光小梁成形术具有较好的短期降压效果。并且它的对于年龄在60岁以上、黑种人（因其小梁网上色素深，色素吸收能量多）、以往眼压较高（大于3.04千帕）者，效果较好。对于原发性慢性闭角型青光眼这一类慢性病，氩激光小梁成形术只能起到暂时作用，但对于一些高龄、且全身情况不能耐受手术者，它仍是一种有效的方法。

哪些因素会影响激光的治疗效果

影响激光治疗效果主要有3个因素：首先是手术者的经验和操作技巧，其中掌握好激光四要素是基本功，即波长的选择、光斑的大小、曝光时间和输出功率等。当然，术者准确的聚焦、合适的击射角度和击射次数，以及病人的配合都是很重要的。其次，所用的激光术式是否适宜病人的病变。只有根据不同病人，选择最佳激光参数和治疗方案，加上术者熟练的操作技术，才能达到预期治疗效果。再者，是术后及时、妥善的处理并发症，如消除炎症反应、促进前房出血吸收、应用抗青光眼药物控制术后的高眼压等，否则成功的激光治疗也可能导致令人失望的后果。

绝对期青光眼可以用激光治疗吗

绝对期青光眼可以采用睫状体光凝术。睫状体光凝术是利用激光对睫状体进行破坏、凝固，使睫状体减少或失去分泌房水的功能。主要治疗一些难治性青光眼：绝对期青光眼、新生血管性青光眼、外伤性青光眼、无晶状体性青光眼、多次滤过手术失败的原发性青光眼。一般每次照射1~3个象限,每个象限18~20个睫状突。先选1~2个象限,如眼压不控制,2~4周后还可以追加。与传统的睫状突冷冻术相比,睫状体光凝术操作简便易行、安全有效,术中、术后手术反应轻,且可以准确控制激光的能量和治疗范围,可避免眼压过低及眼球萎缩的发生。确实为一些难治性青光眼的有效治疗。

什么是全视网膜光凝术

近年来,应用全视网膜激光凝固治疗某些特殊类型青光眼取得了一定的疗效。全视网膜光凝可使视网膜萎缩,使其不至于缺氧,消除了产生新生血管的因素,并可使虹膜和房角的新生血管萎缩。该疗法适用于新生血管性青光眼、出血性青光眼早期病例或糖尿病性视网膜病变。在房角被纤维血管膜封闭以前,可使房角的血管消退;并能使部分粘连拉开,如同时加用药物,眼压可能被控制。但对严重病例,房角已完全关闭者并无明显效果。在青光眼早期做全视网膜光凝是预防虹膜红变和新生血管性青光眼最有效的治疗方法。视网膜中央静脉阻塞,在虹膜红变前期,即视网膜有广泛毛细血管非灌注区或虹膜有异常血管荧光渗漏,也适于做预防性全视网膜光凝。屈光间质混浊时可做全视网膜冷凝或房角新生血管直接光凝。

眼内激光显微内镜有哪些治疗作用

眼内激光显微内镜系统的研制和发展,与治疗性激光相结合,开拓了青光眼治疗的新领域。目前已投入临床使用的有德国 Schwind 公司生产的 Endognost 激光显微内镜系统,能够通过特殊的导光纤维(在一根极细的探头中装配有微型摄像机、导光纤维、激光发射传送纤维等)将眼内图像直接传输到荧光屏上,可在有晶状体眼或无晶状体眼内直视下进行睫状体光凝等手术,被称为眼科医生的"第三只眼睛"。通过内镜进行抗青光眼手术治疗,是青光眼治疗领域新的发展趋势。常规外路小梁切除和小梁切开术治疗先天性青光眼具有一定难度,特别是在眼球明显扩大、角膜出现混浊时,借助内镜从内路进行房角切开,解决了这一问题。在内镜下由内路行抗青光眼滤过术具有创伤小、可重复、不受角膜混浊的影响等优点,是今后值得探索的新技术。通过内镜准确定位、定量行睫状突光凝治疗难治性青光眼,可有效降低眼压又不会因过度光凝而导致眼球萎缩,是难治性青光眼又一新的治疗手段。

青光眼有哪些治疗手段

青光眼的治疗手段有以下几种:a. "降眼压药物治疗",它源于 1877 年的毛果芸香碱(匹罗卡品)。b. "青光眼手术治疗－青光眼切口性手术",它源于 1830 年 William Mackenzie 的巩膜造口和虹膜包埋术(sclerostomy and iris inclusion)。c. "青光眼激光治疗",它源于 1972 年 ven der Zypen E 和 Frankhauser F 针对小梁网的激光治疗,1973 年 Khuri 氩激光周边虹膜切开术(iridotomy)。"青光眼药物治疗"的优点是易于接受、方便,没有眼部组织的机械性损伤;缺点是需要每天应用,依从性差,眼压控制的波动性,药物的不良反应等。"青光眼切口性手术"的优点是眼压平稳控制,一次性治疗,依从性好;缺点是不易接受,有眼部组织的机械性损伤、手术并发症等。"青光眼激光治疗"集合前两种治疗方法于一体,具有眼压平稳控制、方便,一次性治疗持续时间较长,并发症少,依从性好的优点。值得一提的是应用选择性激光小梁成形术(SLT),治疗几乎没有眼部组织的机械性损伤,如果说有缺点,就是需要一些激光设备。

开角型青光眼治疗新手段

青光眼治疗方法的选择要从药物、激光、手术的习惯性与先进性、科学性入手,总结出一线的治疗方法和补充治疗方法。青光眼选择性激光小梁成形术(SLT)治疗方法的特点是:简便、易于操作;安全性高;与药物治疗能达到相当好的降压效果,成本效益高。建议用SLT治疗:首先是病人的选择。疗效的关键因素之一是选择正确的病人,最适用于早期到中期的开角型青光眼病人,包括:a. 药物控制未达到预期目标。b. 用药存在依从性。c. 也可以作为初始治疗方法,晚期或终末期病人,疗效会有所下降。大多数类型青光眼,符合以下情况者均适合:a. 需要降低眼压的病人。b. 药物治疗的依从性较差或不愿进行药物治疗的病人。c. 滴眼药水有困难的病人。d. 药物治疗有不良反应的病人。e. 对药物治疗没有反应或失败的病人。f. 正常眼压性青光眼病人。g. 高眼压症病人。h. 色素性青光眼或假性剥脱综合征病人。SLT对以下情况可能无效:a. 原发性或继发性闭角型青光眼。b. 炎症性或葡萄膜炎性青光眼。c. 其他疾病或畸形导致房角关闭。d. 不能清楚看到小梁网(TM)结构时。

激光小梁成形术是怎样实施的

治疗前可以使用α-受体激动剂和表面麻醉药物。治疗方法可分为治疗 360 度、180 度或 90 度的小梁网,Latina SLT 激光房角镜,Goldmann 三面镜和其他激光用房角镜。治疗中清晰看清小梁网非常重要,观察的焦点应在治疗的靶组织上,光斑大小足够覆盖小梁网宽度,注意不要让光斑重叠。治疗步骤:确定最佳能量,初始激光能量设定为 0.6 毫焦(mJ)(对于小梁网色素很多的病人,初始能量设定应更低),以 0.1 毫焦(mJ)为幅度逐步调整,出现细小气泡后,以 0.1 毫焦(mJ)为幅度逐步降低能量,直到刚好没有气泡出现。应随着小梁网色素变化进行必要的能量调整,治疗后 1~2 小时应常规测量眼内压。治疗后的处理:治疗后使用非激素性抗炎眼药水,使用 3~5 天,也可以选择治疗后不使用任何药物。治疗过程中可能产生轻度不适、眼胀和眼痛,治疗后眼内压(IOP)升高,一般出现在治疗后的 24 小时内,并在治疗后 48 小时内不良反应消失。治疗的注意事项:治疗前眼内压(IOP)越高,眼内压(IOP)下降的幅度也越大。色素较多的房角需要的能量较低,色素较少的房角需要的能量较高。一般来说,SLT 的疗效出现在治疗后的 2~4 周。SLT 治疗青光眼确实是一个很好的方法,但是在治疗过程中也会针对青光眼 SLT 做一些思考,如降眼压能持续多久,在哪些青光眼病人能够获得最大的降眼压效应等问题,以后都需要我们进行研究。

中医学是怎样治疗青光眼的

中医学是从整体的观念根据身体具体的情况进行全面的调整，根据青光眼发作时出现的眼部或全身症状进行综合治疗。比如青光眼发作时出现头痛、恶心、呕吐、便秘、眼部炎症等，抓住主要治则，兼顾其他。如除用疏肝理气、清热化痰的同时，还兼顾降逆止呕、调理脾胃等。这是中医、中药治疗的优势。中医治疗青光眼皆采取辨证论治的方法，针对性较强，有一定效果。近年来，经临床观察发现，半夏、茯苓、当归、车前子、牛蒡子、女贞子、青葙子、苦参、元明粉、蜂蜜等单味中药有不同程度的降低眼压的作用，后两种中药降低眼压的机制与高渗剂相同。当青光眼急性发作，可单服蜂蜜 80 毫升，能明显降低眼压。

中药学能治愈青光眼吗

现代医学对眼球的解剖有明确的认识，对青光眼的发病机制也有明确的阐述。认为青光眼的产生与房角关闭或是房水流出障碍有关。虽然中医、中药可以调整全身，改善症状，但它不能从根本上解决青光眼房角关闭的情况。房角关闭最终可能还需手术解决。总之，在局部应用缩瞳药或全身应用降压药的同时，中医中药可以作为一种良好的辅助治疗措施。

治疗青光眼有中药眼药水吗

经多年研究，中药也有治疗青光眼的眼药水。用槟榔制成眼药水可以缩小瞳孔与降低眼压,其作用与毛果芸香碱(匹罗卡品)眼药水相同;丁公藤(又称包公藤)的作用机制也与毛果芸香碱(匹罗卡品)相同,它的降眼压作用胜过毛果芸香碱(匹罗卡品)眼药水。用法为每次 1~2 滴,每日 3 次。近年还发现,葛根有类似噻吗洛尔(噻吗心安)的作用,能抑制房水的生成,制成眼药水,具有同样的降低眼压的作用。用法为每次 1~2 滴,每日 3 次。

治疗青光眼有何灵丹妙药吗

在进行长期治疗随访的过程中发现某些慢性青光眼病人,感到十分苦恼。常常要问:治疗青光眼有没有偏方,可以一劳永逸吗? 前几年,随着改革开放的初起,广告媒体的增多,国家政府对医药广告的控制经验不足,医药广告有泛滥的趋势。经常可见某些医院在某些报刊杂志刊登广告,说是可以不用开刀,只用药物治愈青光眼、白内障。其实这是不负责任的片面追求经济效益。其结果是延误了病人的手术时机。遇到这种情况,医生有责任告诉病人,这种广告是毫无科学根据的,目前,还没有发现治疗青光眼有特效的中药。但也不能就此全盘否定中医中药在青光眼治疗中的作用。

按摩眼球对青光眼
有哪些治疗作用

一般认为,按摩眼球能有促进房水排出、降低眼压的作用。但是急性青光眼发作时眼睛红痛明显,不能触碰。在青光眼术后,有时眼压仍高,手术部位有粘连的可能时,通过按摩合适的手术部位,促使房水流出,分离粘连,往往会有明显效果。一般多由医生进行按摩,或由医生教会病人按摩,不建议病人自行按摩。慢性闭角或开角型青光眼,以及青光眼术后可以适当按摩眼球,但是应注意动作宜轻柔,不可用暴力,以免出现眼球裂伤、视网膜脱离等意外。

针灸治疗青光眼有疗效吗

针灸针刺眼部穴位能够起到止痛作用,并且有一定的降眼压的作用。但是眼部针灸应注意针具的消毒,因眼眶内组织疏松,容易感染,眶内感染有向颅内扩散的危险。另外,要特别注意针灸时的方向和部位,以免刺破眼球和血管。目前,天津中医学院第一附属医院眼科专家通过数年的临床研究,基于针灸施术的作用机制,选择眼区"睛明"穴为主的深刺方法,辅以"风池、内关"等为配穴,在针刺的深度、方向、手法与留针的时间上,大胆尝试针刺量学规范化的手法,有效地发挥了针灸的蓄积作用,论证了此项实验研究的机制所在。提示该研究对眼房水离子浓度及渗透压产生影响,直接或间接地降低了眼房水生成速率,从而使眼压下降,达到了治疗眼疾的目的。

青光眼病人需要忌口吗

中医学认为,急性青光眼多为实症,故需忌食辛辣、油腻食品。慢性青光眼多有虚症或湿症,需要注意尽量少食生冷食品。尤其是在青光眼急性发作时,更要注意不吃或尽量少吃辛辣及刺激的食品,以防加重病情。

青光眼病人术后
能用中药调理吗

青光眼术后一般有两种情况：一为手术成功者，眼压控制满意。这类病人需要减少炎症，防止手术部位瘢痕化，以免引起青光眼的复发。可以用些活血化瘀、退翳明目之剂，如犀角地黄汤加减等；另一种为手术不成功、眼压不缓解者，可以用按摩法。前房变浅、脉络膜脱离者，可以用些淡渗利水药物如五苓散加减。另外，手术后全身的调理十分重要，要防止咳嗽，保持大小便通畅，可以减少手术后并发症的出现，加快康复。

青光眼术后用药有哪些原则

抗青光眼手术本身对眼球是一种物理损伤，可造成淤血停留，从而引起气机的阻滞，出现气滞血淤的局部和全身症状。治疗上多采用行气、活血、化淤等法，以期减轻局部反应，但是治疗时必须严格掌握局部与整体的辨证方法，分别兼用祛风清热、利水消肿、健脾利湿或退翳明目等方法，才能达到消炎止痛、缓解症状的目的。

术后出现刺激症状怎么办

刺激症状一般指眼睑痉挛、眼部充血、畏光流泪、睁眼即泪如泉涌。如果刺激症状较重，重度混合充血，颜色暗红，角膜混浊，房水不清，瞳孔变形，舌红，苔厚，脉数实有力等，属肝经风热壅盛。治宜活血祛瘀为主，泄热疏风为佐。用桃红四物汤,选加山栀子、龙胆草、连翘、柴胡、防风、菊花等。如果刺激症状较轻,充血色淡,角膜混浊,房水不清;并见面白神疲、恶寒蜷卧、舌淡苔白、脉细等,为脾虚气弱。宜去桃红,加大芎归用量,酌情加用黄芪、党参、白术等以健脾益气。

青光眼病人出现头痛怎么办

头目疼痛多属感受外邪,或肝经风热上扰。前者可以活血化瘀,酌加祛风定痛药物,如桃红四物汤加白芷、羌活、细辛等。后者则需要宣泄肝经风热,用龙胆泻肝汤加柴胡、防风等。症状应分清实证或虚证。实证多是肝阳上亢而致,治宜平肝潜阳,可用石决明、决明子、珍珠母、菊花、钩藤、白芍、枯草等。虚证多是阴虚阳亢而致,治宜滋阴降火,常用生地、熟地、枸杞子、麦冬、天冬、石斛、五味子等。也可用取针刺治疗,耳针取额区、顶区、枕区;体针取太阳、印堂。

青光眼病人眼胀有
哪些辨证治疗

持续性眼痛为实证,隐隐胀痛为虚证。实证为肝热、肝郁,可用菊花、竹叶、连翘、柴胡、香附、枳实,川楝子、木香等。虚证多为肝阳不足而致,虚阳上亢,可用山萸肉、生地、熟地、枸杞子、白芍、鳖甲、女贞子等。

青光眼病人眼睑
肿胀难睁怎么办

青光眼病人眼睑肿胀难睁,大多属手术创伤引起风邪外束、气滞血瘀，治宜行气活血，祛风消肿。可用桃红四物汤加防风、荆芥、羌活、白芷等。

青光眼病人并发
虹睫炎怎么办

头目疼痛、畏光流泪、眼部混合充血、角膜后壁有附着物、房水混浊、虹膜后粘连、瞳孔变形等，为肝胆火炽、风热邪毒壅盛。治宜祛风清热、泻肝解毒。可用龙胆泻肝汤加减。

青光眼病人角膜或虹膜
新生血管怎么办

此为肺肝风热壅盛，心火内炽，瘀血凝滞。宜清热、凉营、化瘀，可用犀角地黄汤加减。

青光眼病人前房出血怎么办

这是手术创伤，内伤血络，或肝胆蕴热，热迫血络，以致血脉沸腾，溢于脉外。出血初期，证情尚轻，宜凉血止血为主，适当加以活血化瘀。以十灰散加减。日久不退，瘀滞已成，则需凉营化瘀。有桃红四物汤加减。

青光眼病人眼压
不缓解怎么办

眼压不缓解有虚实之分，首先明辨虚实。若同时兼有头目疼痛、角膜水肿、房水混浊、瞳散视糊、恶心呕吐、大便

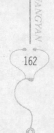

秘结,眼见混合充血、颜色淤红、舌红苔黄等气血不和、肝胆风火上扰者为实证。宜理气血,泻肝火,以泻肝散加减。局部见证轻微、眼部充血色淡、干呕头痛喜闭目、面白肢冷、神疲乏力、舌淡脉细者,乃有脾受损,暗耗真阴为虚证。宜温肝健脾养血,以吴茱萸汤加四物汤。

青光眼病人术后出现浅前房怎么办

多数病人经过散瞳、加压包扎、脱水以及应用皮质类固醇之后,大多能恢复前房,少数不能恢复者,可能需要行手术来形成前房。应用中药能减轻症状,有助于前房的恢复,结合病人全身症状和舌脉,辨证施治。如病人舌质紫暗、苔腻而干、脉滑无大便,一般多有肝胆湿热。治以清热利湿,辅以养阴。方用泻肝汤加减。

青光眼病人术后出现脉络膜脱离怎么办

如浅前房较长时间不能恢复,眼压偏低,检查眼底可能会发现眼底有暗褐色球形隆起,此为脉络膜脱离。此时的水湿郁积的程度较初期的浅前房严重,治疗时要加大利水渗湿的力度,可给五苓散加减。

患了新生血管性青光眼应怎样治疗

新生血管性青光眼多数是因为视网膜中央静脉阻塞之

后,视网膜局部缺血、缺氧,从而刺激新生血管的生长,房角变化后引起的眼压升高。治疗时要分期辨证施治。对于早期的病例,视网膜上有新鲜出血、血管扩张、视网膜水肿,治疗以凉血止血,佐以活血通络。病变晚期视网膜上陈旧性出血及渗出,应加大活血力度,以活血化瘀为主,以凉血止血为辅。但也不能局限于中药,如有条件最好进行激光治疗。

经医生诊断治疗后
病人应
怎样进行康复

姓名 Name _____ 性别 Sex _____ 年龄 Age _____
住址 Address _____
电话 Tel _____
住院号 Hospitalization Number _____
X 线号 X-ray Number _____
CT 或 MRI 号 CT or MRI Number _____
药物过敏史 History of Drug Allergy _____

青光眼病人应怎样
安排好日常生活

患了青光眼要做到以下几点：

① 生活起居要有规律：早起早睡，保持睡眠充足，并进行适当的体育锻炼。一天的生活起居、工作学习、文体活动等要适当安排，养成规律，持之以恒，保持身心愉快。

② 合理安排饮食：进食要定时，时间不能间隔过长。过度饥饿，胃肠的部分血液集中到头部，可使眼内血容量增加，促使房水分泌增多使眼压升高。在饮食中，必须避免暴饮暴食，少食辛辣厚味，不吸烟，不喝酒、咖啡，也不宜饮浓茶。茶水、牛奶与汤的摄入量要有限制，每天最多 1 000～1 500 毫升（5～6 玻璃杯），一次量不得超过 400 毫升。酒中只有啤酒可降眼压，但也不宜过量。月经期不宜吃生冷的食物，也不宜食酸、醋与螃蟹、田螺等寒凉性食物，以防行经不畅，发生痛经，且影响眼压，使眼压上升。

③ 注意用眼卫生：不要过分疲劳，看书时光线必须充足。看近物久了，过分疲劳，会使调节紧张，由于睫状肌的收缩和晶状体的前表面凸出，会使眼压升高。加上光线暗，必然瞳孔散大，这样更加促使眼压增高。特别在暗处不能久留，不宜戴暗色眼镜看电影，光线太暗也不利于青光眼病人。

青光眼病人应怎样合理饮食

青光眼病人的饮食要合理安排：

① 定时进食：时间不能间隔过长。过度饥饿，胃肠部分的血液会集中到头部，可增加眼内血容量，促使房水分泌

过多使眼压升高。进食一些易消化食物，注意饮食卫生，避免肠道传染病，并保持大便通畅。少吃或不吃刺激性食物，如辣椒、生葱、胡椒等。保持精神愉快，避免精神过度紧张而诱发眼压升高，莲子心、小麦片、核桃肉等具有养心安神功效，青光眼病人可以适当多食。

② 做到"三忌"：即忌烟、忌酒、忌喝浓茶。据研究，过量吸烟，由于烟中尼古丁的作用会引起视网膜血管痉挛，导致视神经缺血，烟草中的氰化物也可引起中毒性弱视，损害视功能。大量饮酒可造成眼睛充血加重，甚至导致青光眼急性发作。喝浓茶易使人兴奋，引起眼压继发升高。

③ 茶水、牛奶、汤的摄入量要限制。每天最多 1 000~1 500 毫升（5~6 玻璃杯），一般每次饮水不要超过 500 毫升。一次饮水过多，会导致血液浓度稀释，血浆渗透压降低，使房水产生相对较多，导致眼压升高。

④ 女性月经期不宜吃生冷的食物，也不宜食醋与螃蟹、田螺等寒凉性食物，以防行经不畅，发生痛经，且影响到眼压，使眼压上升。

除此以外，青光眼病人可采取以下食疗法：a. 白菊羊肝汤：羊肝 60~90 克，谷精草、白菊花各 12~15 克，水煎服，每日一剂，服数剂。b. 枸杞子决明汤：沙参 15 克，牛膝 9 克，枸杞子 15 克，决明子 9 克，煎汤去渣，加入蜂蜜适量服用。每日 1 剂，连服数剂。c. 莲子百合饮：莲子肉 30 克，百合 30 克，加水适量，用文火炖烂。每日 1 剂，临睡前食用。

青光眼应怎样护理

老年人患了青光眼该怎样护理是很多病人比较关心的问题。青光眼的治疗，并不是像感冒一样容易治疗，青光眼的治疗是漫长的,病人需要有坚持治疗的心态。在治疗过程中保持乐观的心态,积极接受科学的治疗,同时做好相关的护理。生活规律,劳逸得当。适当参加体力劳动和体育活动,如经常打太极拳、散步等,以增强体质,促进心肺功能改善,加速血液循环,增强眼睛抗高眼压的能力。不要暴饮暴食:暴饮暴食大吃大喝,都会使眼压升高,诱发青光眼。老年人要饭吃八分饱,不吸烟,不喝酒,不喝咖啡,不喝浓茶,不吃辛辣及有刺激性的食物。保持良好的睡眠:睡眠不安和失眠,容易引起眼压升高,诱发青光眼,老年人睡前要洗脚、喝牛奶,帮助入睡,必要时服安眠药,尤其是眼压较高的人,更要睡好觉。少在光线暗的环境中工作或娱乐:在暗室工作的人,每1~2小时要走出暗室或适当开灯照明。情绪易激动的人,要少看电影,看电视时也要在电视机旁开小灯照明。重要的是不仅要降低眼压,而且要改善微循环,改善视神经营养。多食富含维生素 A、维生素 B、维生素 C、维生素 E 等抗氧化物食品是有好处的。蔬菜、水果、粗粮、植物油中含有丰富的维生素。青光眼病人不要长期低头伏案工作,防止眼部淤血。青光眼病人应该关注天气预报,强冷空气来临时尽量减少在室外活动的时间,一定要加衣保暖,并尽可能避免外出,少受寒气刺激。有青光眼病史的老年人,由于身体调节功能差,最好不要从热的地方立即到寒冷处,以免引发眼压波动。有眼痛、畏光流泪甚至有头痛、恶心等症状时,一定要及时就医。

青光眼病人看电视需注意些什么

有人以为看电视时把房间里的灯全部关掉,这样黑白分明,图像可以更加清楚。其实不然。如果把电视机的亮度和对比度调得很强,或把房间弄得一片漆黑,这样小而亮的荧光屏和四周黑暗环境形成了强烈对比,长时间观看,眼睛很不舒服,容易疲劳。更严重的是在暗环境下瞳孔散大,容易诱发闭角型青光眼的急性发作。青光眼病人晚上看电视最好在房间内保留一盏低度数的电灯,使环境中有微弱光线。电视图像要适当调节亮度和对比度,这样效果好,眼也不疲劳。另外,还应注意以下几点:a.电视机安放的高度要适当。一般来说,荧光屏中心和视线水平差不多就可以了。b.观看距离要适中,太近会在显像管上看到一条条的扫描线,或杂乱闪动的光点,不仅图像看不清,眼睛还特别累。距离太近,眼部的调节和辐射作用明显增强,眼睛特别容易疲劳。c.看电视不要凝视数小时不休息,应在更换节目时闭眼休息一下,或把视线移向别处,使眼睛得到放松、休息。

医生为何要病人坚持用药

作为一名合格的眼科医生应向病人解释,青光眼是一种慢性终身性疾病,需要坚持用药及定期复查,使病人了解青光眼病情发展的危害、治疗的必要性,并能积极配合医生治疗。医生应指导病人点眼液的正确方法,嘱病人牢记所用药物的名称、浓度和可能发生的不良反应,按医生要求保证用药的时间和用药次数。指导病人定期复查的意义在于治疗方案并不是永久不改变的,复查就是要根据眼压、眼底和视野情况来调整用药。一般即使眼压稳定,也要每月测一次眼压,每半年到1年做视野和眼底照相检查。

激光术后病人应注意些什么

激光术后可有短期的炎症反应或暂时性眼压升高,可适当用些抗炎药和降眼压药,不影响治疗效果。病人在激光术后应进行长期随访,注意观察激光孔有无关闭,视力、眼底、眼压及视野变化,尤其对术前前房角粘连范围较大、房水流畅系数低于正常者更应密切观察。激光术后若眼压控制不良,应及时加用 β-受体阻滞剂,尽量不用缩瞳剂。因为长期使用缩瞳剂可致虹膜后粘连,影响视力及眼压控制,妨碍检查眼底,给以后白内障手术造成困难。如加用局部抗青光眼药仍不能控制病情发展,应及时行滤过手术。激光治疗和手术治疗一样,虽然可以有效地防止青光眼损害,保护现有视力、视野,但通常不能提高视力。另外,激光术后应避免切口附近血管压力过高,引起出血。要注意术后短期内不要有剧烈运动,不要用力提重物或憋气,控制咳嗽、打喷嚏,治疗便秘等。还应遵医嘱按时滴眼药及服药,并定期复查。激光治疗属封闭式手术,通常术后休息几天就可以进行日常工作和学习。

青光眼病人可以服用补药吗

中医学认为,青光眼多为实症,发作时多表现为眼部红痛、头痛、便秘、口苦等火热之象。这时的治疗以疏肝理气、清肝泻火、清热化痰为主。国人多以参茸制品为补药。参茸制品多有补益气血、生精补髓、助阳强筋等作用。因此,青光眼发作时不宜服用补品。此时,服用只会适得其反,加重病情。在病情稳定、眼压控制满意的情况下,根据身体情况也可以适当服用些补品。

青光眼病人为何
不能一次大量饮水

一次大量饮水,血液渗透压减低,房水产生量增加,可使眼压升高,饮水试验就是按照这个原理作为青光眼的激发试验。青光眼病人喝水 1 000 毫升以上,就能使眼压升高 1.33 千帕(10 毫米汞柱)以上。眼科医生经常用这种方法来确定青光眼的诊断。快速大量饮水极有可能诱发青光眼的发作。因此,在夏季热渴难耐时,不要贪图一时痛快,一次性大量饮水。可以分次少量多饮。

青光眼病人出现恶心、
呕吐怎么办

恶心、呕吐出现时,急则治标,先以止呕为主。可用乌梅 1~2 枚或生姜少量口含,重症可在内关穴针灸或用阿托品 0.125~0.25 毫克内关穴注射。若心烦呕吐同时伴有苦咽干、唇舌俱红、苔黄厚或腻、脉弦数者,多为肝火犯胃、肝胃不和,治宜和中理气,降逆化痰,可给温胆汤加减。若有食少神疲、腹泻、舌淡、脉细,为脾胃虚寒,宜和中祛寒、健脾益气。用理中汤加减。若干呕伴吐涎沫、头痛目眩、合止蜷卧、四肢厥冷、舌淡苔白、脉沉细,属厥阴呕逆。治宜温经散寒、降逆止哎。用吴茱萸汤加半夏、丁香等。也可用取针刺治疗,耳针取胃区透膈区;体针区内关、足三里。

青光眼病人胃口不好怎么办

青光眼病人如果胃口不好、腹部胀闷不舒、便秘不通、烦躁不宁，属胃肠积热、热郁化火，治疗上需分轻重。轻者宜疏肝和胃，四逆散加减。重者需泄热通腑，用承气汤加减。

青光眼眼疲劳有哪些食疗验方

用眼过度、眼疲劳后，会诱发青光眼，出现无法写作或阅读，眼睛干涩、头昏痛，严重时可出现恶心、呕吐等。现介绍收集到的消除青光眼眼疲劳食疗验方，以供参考。

① 黑豆粉1匙，核桃仁泥1匙，牛奶1杯，蜂蜜1匙。制法：黑豆500克，炒熟后待冷，磨成粉。核桃仁500克，炒微焦去衣，待冷后捣如泥。取以上两种食品各1匙，冲入煮沸过的牛奶1杯后加入蜂蜜1匙。吃法：早晨或早餐后服。或当早餐，另加早点。黑豆含有丰富的蛋白质与维生素 B_1 等，营养价值高，又因黑色食物入肾，配合核桃仁，可增加补肾力量，再加上牛奶和蜂蜜，这些食物含有较多的维生素 B_1、钙、磷等，能增强眼内肌力、加强调节功能，改善眼疲劳的症状。

② 枸杞子10克，桑椹子10克，山药10克，红枣10个。制法：将上述4种药物水煎2次（分头、二汁）。吃法：头、二汁相隔3~4小时服。枸杞子、桑椹子能补肝肾，山药、红枣健脾胃。视力疲劳者如能较长时间服用，既能消除眼疲劳症状，又能增强体质。

③ 桑椹糖：取 500 克桑椹（鲜者加倍）捣成泥状，与 500 克白糖共煮，待糖液起黄色并拨起丝时，倒在涂有麻油的石板（或不锈钢板）上，切成糖块，随时含服。此方对肾阴亏损者效果显著。

④ 酱醋羊肝：将羊肝洗净切片，素油爆炒，调以酱油、醋、料酒、姜，用水淀粉勾芡即可。此菜可为中心性视网膜炎、视神经萎缩者常吃。

⑤ 胡萝卜粥：取胡萝卜适量，切碎，与 250 克粳米共煮成粥。此方可常服，尤对老年人疗效佳。

⑥ 青葙鸡头汤：取青葙子 30 克、女贞子 30 克，与 2 只鸡头同煮服。此方对肝血症、虚火上浮所致的眼疾有显效，高血压头昏者尤宜。

⑦ 红肝丸：取红花 10 克，与 250 克猪肝共剁为泥，加水淀粉少许，做成丸子蒸食。此方对虚兼瘀者适宜；对白内障术后眼中血丝，可起到提前散尽的作用。

⑧ 枸杞蛋：用枸杞子 20 克，与 2 个鸡蛋调匀蒸服。此方对头昏眼花、多泪者有显效。

附录:降眼压眼药一览表

药品名称	作　用	用法、用量、产地、参考价格	适应证及注意事项
马来酸噻吗洛尔（噻吗心安）Timolol	β肾上腺素能受体阻断剂，减少房水分泌	滴眼：0.5%溶液，每日2次（0.25%溶液即可获得较好效果）产地：中国	用于开角型青光眼慎用于支气管哮喘及严重心脏病人、窦性心率过缓者
左旋丁萘酮心胺（贝他根）Betagan	β肾上腺素能受体阻断剂，有扩张血管作用	滴眼：0.5%溶液，每日2次。产地：美国价格：64元,5毫升	用于开角型青光眼不良反应少。局部反应：偶有视物模糊、异物感。全身反应：偶有心动过缓，对于有心率减慢的老年人应密切观察
盐酸贝他洛尔（贝特舒）Betoptic	β肾上腺素能受体阻断剂，有钙离子拮抗活性，扩张血管保护视神经作用	滴眼：0.25%和0.5%溶液，每日1～2次，每次1滴。产地：比利时价格：59元,5毫升	用于慢性开角型青光眼、正常眼压性青光眼、高眼压症不良反应少。局部反应：偶有视物模糊、异物感。全身反应：偶有心动过缓、心脏传导阻滞、眩晕等。对有呼吸道疾病的人可以使用
盐酸卡替洛尔（美开朗）Carteolol,Mikelan	β肾上腺素能受体阻断剂，有内在拟交感神经活性	滴眼：1%和2%溶液，每日2次产地：中国价格：36元,5毫升	用于慢性开角型青光眼、正常眼压性青光眼、高眼压症敏感者可发生眼部刺痛、雾视、结膜充血。少数人可出现头痛、眩晕、脉缓。有支气管痉挛、心功能不全者禁用

药品名称	作　用	用法、用量、产地、参考价格	适应证及注意事项
毛果芸香碱（匹罗卡品）真瑞（2%～）Pilocarpine	缩瞳剂	滴眼：0.5%～4%溶液，每日4～6次 涂眼：1%～2%眼膏，每日3次 长效药膜：置于结膜，其作用持1周 接触镜法：用0.5%～1%溶液浸泡软镜30分钟，戴镜1小时，其作用可维持24小时 产地：中国	用于闭角型和开角型青光眼 长期使用可引起调节痉挛、虹膜睫状体炎、滤泡性结膜炎及过敏反应等。若有泪道吸收过多可引起全身反应
弗迪 Fotil	马来酸噻吗洛尔和盐酸毛果芸香碱（匹罗卡品）眼液	滴眼：1次1滴，每日2次 产地：日本 价格：48元，5毫升	用于青光眼及高眼压症。不良反应见噻吗洛尔（噻吗心安）和毛果芸香碱（匹罗卡品）
嗒高康	盐酸毛果芸香碱（匹罗卡品）和盐酸美替洛尔的复方制剂	滴眼：每日4次，每次1滴 产地：美国 价格：60元，10毫升	不良反应局部偶有结膜刺激症状、睫状肌痉挛、结膜充血 偶有头痛、疲劳、胃肠道症状、呼吸困难、心功能异常
酒石酸溴莫尼定（阿法根）brimonidinetartrate	主要兴奋α_2肾上腺素能受体激动剂，具有保护视神经作用	滴眼：0.2%溶液，每日2次，用药2小时后，降压效果达到峰值 产地：爱尔兰 价格：83.8元，5毫升	长期稳定降眼压；高度安全性，对心、肺功能无明显影响；不良反应可有：口干、眼部充血、烧灼感、头痛、视物模糊、眼部过敏与瘙痒。极少数人可有失眠、精神抑郁
布林左胺（派立明）brinzolamide	碳酸酐酶抑制剂，减少房水产生，降低眼压	滴眼：每天2次，每次1滴 产地：比利时 价格：99.5元，5毫升	高眼压症，开角型青光眼。也作为β-阻滞剂的协同治疗药物 眼压不良反应有味觉改变；滴药后一过性的视物模糊

药品名称	作　用	用法、用量、产地、参考价格	适应证及注意事项
拉坦前列腺素 ［视利达］ Latanprost （Xalatan）	一种新的前列腺素衍生物，增加流经巩膜－葡萄膜通路的房水量，以促房水排出眼外	滴眼:0.5%溶液，每天1次，可持续24小时 产地：美国辉瑞 价格:250元,2.5毫升	开角型青光眼，其他药物难以治疗的眼压过高者不良反应是使虹膜中的褐色素增加。另外，还有眼睛红、痒、异物感、视物模糊、眼睛干涩等
视利加 ［拉坦噻吗滴眼液］	拉坦前列素和马来酸噻吗洛尔的复方制剂	滴眼:每天1次，每次1滴 产地：美国辉瑞 价格:250元,2.5毫升	用于开角型青光眼和高眼压症病人。适用于β-受体阻滞剂局部治疗效果不佳的病人
曲伏前列腺素（苏为坦） Travoprost	一种选择性的前列腺类受体激动剂，通过增加葡萄膜巩膜通路房水外流来降低眼压	滴眼:每天1次，每次1滴 产地：比利时爱尔康 价格:298元,2.5毫升	用于开角型青光眼或高眼压症病人升高的眼压不良反应常见的有结膜充血；少见的有眼部不适、异物感、疼痛、瘙痒、干眼、流泪等
贝美前列腺素（卢美根） Bimatoprost	一种合成的前列酰胺，通过增加葡萄膜巩膜通路房水外流来降低眼压	滴眼:每天1次，每次1滴 产地：爱尔兰 价格:220元,3毫升	用于开角型青光眼和高眼压症病人。适用于β-受体阻滞剂局部治疗效果不佳的病人 少见不良反应是结膜充血、睫毛增生、眼部瘙痒
普罗品 （地匹福林） Propine DPE	肾上腺素前药，降压作用比肾上腺素强20倍	滴眼:0.1%溶液，每日2次	不良反应极轻。对高血压、严重冠心病、心律不齐、甲亢者禁用。闭角型青光眼慎用

挂号费丛书·升级版
总 书 目

37. 专家诊治眩晕症	（神经科）	54. 专家诊治子宫疾病	（妇　科）
38. 专家诊治肾脏疾病	（肾内科）	55. 专家诊治妇科肿瘤	（妇　科）
39. 专家诊治肾衰竭尿毒症	（肾内科）	56. 专家诊治女性生殖道炎症	（妇　科）
40. 专家诊治贫血	（血液科）	57. 专家诊治月经失调	（妇　科）
41. 专家诊治类风湿关节炎	（风湿科）	58. 专家诊治男科疾病	（男　科）
42. 专家诊治乙型肝炎	（传染科）	59. 专家诊治中耳炎	（耳鼻喉科）
43. 专家诊治下肢血管病	（外　科）	60. 专家诊治耳鸣耳聋	（耳鼻喉科）
44. 专家诊治痔疮	（外　科）	61. 专家诊治白内障	（眼　科）
45. 专家诊治尿石症	（泌尿外科）	62. 专家诊治青光眼	（眼　科）
46. 专家诊治前列腺疾病	（泌尿外科）	63. 专家诊治口腔疾病	（口腔科）
47. 专家诊治乳腺疾病	（乳腺外科）	64. 专家诊治皮肤病	（皮肤科）
48. 专家诊治骨质疏松症	（骨　科）	65. 专家诊治皮肤癣与牛皮癣	（皮肤科）
49. 专家诊治颈肩腰腿痛	（骨　科）	66. 专家诊治"青春痘"	（皮肤科）
50. 专家诊治颈椎病	（骨　科）	67. 专家诊治性病	（皮肤科）
51. 专家诊治腰椎间盘突出症	（骨　科）	68. 专家诊治抑郁症	（心理科）
52. 专家诊治肩周炎	（骨　科）	69. 专家解读化验报告	（检验科）
53. 专家诊治子宫肌瘤	（妇　科）	70. 专家指导合理用药	（药剂科）